医療機関のクライシス・コミュニケーション

医療事故緊急対応マニュアル

大江 和郎 著

経営書院

はじめに

　以前ほど報道されなくなってきましたが，医療事故あるいは医療訴訟のニュースは感心が高いこともあって，ひとたび発生すると大きく取り上げられます。「明日はわが身」という言葉がありますが，本当にいつ，なんどき自分の身に降りかかってこないとも限りません。当院だけは絶対に医療事故が発生しないという保証など全くないのです。ここ数年医療安全対策に取り組む医療機関も増えてきており，表向き報道される事故も減ってきたように感じますが，「医療は不確実性のもの」と言われ，絶対起こらないということはありません。大きな事故や社会的関心の高い事故ほど，マスコミが大挙押し寄せ取材の対応を迫られることになります。だからと言って，事前にマスコミ対策を準備している医療機関は少ないものと思われます。しかし，研修会や講習会等に出席してみて常々感じることは，参加している多くの医療機関の「万一危機が発生した場合の対処」に不安を抱いていることです。

　雪印事件や記憶に新しい不二家消費期限切れ原材料使用事件の危機管理対応が日々取り上げられ，対応のまずさが企業存亡に影響を及ぼしかねないことから，一般企業において専門部署による危機管理が常識となっています。医療機関は昔からパターナリズム主義による診療で，表立って訴訟に至る

ケースは少なかった。しかし，患者の権利意識の向上，パターナリズムの崩壊などにより納得のいかない治療に対して裁判に訴えるケースが年々増加してきました。一方，終身雇用の崩壊，リストラ等により帰属意識の希薄化に伴って，内部告発による不正行為の暴露も多発するようになってきています。このような社会状況において，今後，より一層危機管理対策が医療機関に求められていますが，書店を覗いても弁護士や企業コンサルタントが執筆した一般企業向けの危機管理書籍はあっても，医療機関向けの，かつ実際に危機に遭遇した医療機関側から書かれた書籍は皆無といってもいいと思います。また，医療機関に広報室を設置するところは多いですが，これらの業務は主に広報誌を担当する部署であって，医療事故等に関する対メディアの業務を担当するところは非常に少ないものと思われます。

このような状況において，過去筆者が経験したマスコミ対応や，医療裁判傍聴等を踏まえて，報道関係者の特性や医療裁判の現状，医療機関としての対処法等々紹介することで，医療事故発生時の対処の参考となれば幸いです。

平成21年4月

大江　和郎

目　　次

第1章　医療行為とは　……………………………… 1

1　危機的状況の発生に備えて ……………………… 1
2　医師の医療行為が傷害罪に問われない理由 …… 4
3−1　医療はサービス業—医療は第三次産業— …… 8
3−2　医療はサービス業—サービスの違い— ……… 11
4　医師の説明責任の重みを知る …………………… 15
5　異状死と届出義務 ………………………………… 20

第2章　医療事故と報道機関・報道記者 …… 25

6　緊急時における広報対応 ………………………… 25
7　記者が来た！さぁ〜どうしよう ………………… 29
8　報道機関・記者の特性 …………………………… 37
9−1　報道機関・記者の実態
　　　—事実を報道しない記者— ………………… 41
9−2　報道機関・記者の実態—他人の不幸は蜜の味— 45
9−3　報道機関・記者の実態
　　　—スポンサーと記事への影響— …………… 49
9−4　報道機関・記者の実態
　　　—偏った報道と謝罪しない新聞社— ……… 54

9—5	報道機関・記者の実態 　　—謝罪者をいじめるマスコミ—	58
9—6	報道機関・記者の実態 　　—遂に知り得た報道の実態—	62
9—7	報道機関・記者の実態 　　—未成年者なのに実名報道—	63
10	よく使用される語句と禁句	67
11	報道機関配布用資料—プレスリリース—	72
12	プライバシーの侵害	76

第3章　記者会見と記者　……… 85

13—1	記者会見—記者会見は本当に必要か—	85
13—2	記者会見—会見決定〜会見開始直前まで—	89
13—3	記者会見—記者会見開始〜終了まで—	96
13—4	記者会見—その他の注意事項—	100
13—5	記者会見—記者会見の司会進行手順例—	104
13—6	記者会見—記者会見の悪い例—	108
14	想定問答集作成のすすめ	112
15	マスコミとの付き合い方	116
16—1	マスコミ対応の心得 　　—文書による回答対応—	124
16—2	マスコミ対応の心得—対応の諸ポイント—	128

第4章　情報の漏洩 ……………………… 133

- 17—1　事故の教訓—JR西日本脱線事故の場合— ….. 133
- 17—2　事故の教訓
  —NHK不祥事事件続発の場合— ……… 137
- 17—3　事故の教訓
  —エレベーター死亡事故の場合— ……… 141
- 17—4　事故の教訓—岐阜県裏金問題事件の場合— … 143
- 17—5　事故の教訓—日テレ社長辞任の場合— …… 147
- 18—1　内部告発—社会環境の変化— ……………… 149
- 18—2　内部告発—3人寄れば漏洩の危機— ………… 153
- 19　公益通報者保護法 ……………………………… 157
- 20　個人情報保護法に基づく
  マスコミへの情報提供 ……………… 161
- 21　ニード・トゥ・ノウ …………………………… 164
- 22　医療事故に伴う経済的損失
  —1件の医療事故により生ずる損失— …… 168

第5章　医療訴訟 ……………………… 173

- 23　訴訟と和解—現状と和解— ……………………… 173
- 24　訴訟の回避—訴訟化の回避— …………………… 177
- 25　医療訴訟 ………………………………………… 181

| 26 | 被告人の立場 | 189 |
| 27 | 起訴・不起訴の分かれ目 | 193 |

第6章　医師および医療機関の務め … 198

28	講演会での違和感はなぜなのか	198
29	一般市民の意識	202
30	職員の不祥事と逮捕	206
31	コンプライアンスとCSR	211
32	新たなビジネスモデル	215

第7章　医療の原点 … 220

| 33 | 医学教育と製造物責任 | 220 |
| 34 | 医の心 | 228 |

第8章　付　録 … 235

| 35 | 知っておくと使えるマスコミ対応語句集 | 235 |

第1章

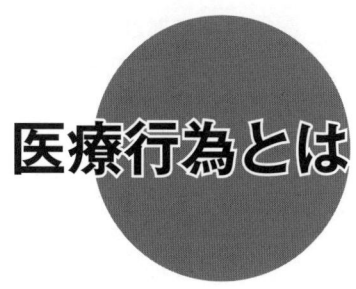
医療行為とは

1. 危機的状況の発生に備えて

1．クライシス・コミュニケーションとは

　医療事故あるいは医療訴訟のニュースを聞かない日がないといっていい程，毎日報道されています。「明日はわが身」という言葉がありますが，本当にいつ，なんどき自分の身に降りかかってこないとも限りません。当院だけは絶対に医療事故が発生しないという保証など全くないのです。かと言って，事前に発生に備えて準備している医療機関は少ないものと思われます。しかし，研修会や講習会等に出席してみて常々感じることは，参加している医療機関の「万一危機が発生した場合の対処」に不安を抱いていることです。

　ちなみに「クライシス・コミュニケーション」とは，「緊急時における広報対応」という意味です。

2．医療機関における危機的局面

　医療機関において，すぐ思い浮かぶ危機としては「医療事故」があると思いますが，医療機関にはその他にも実は数多くあるのです。どのような危機局面があるかは次項で説明するとして，貴院では次項に挙げる危機局面を回避するために，どのような対策を平時に検討していますか。実際のところ，ほとんどの医療機関において具体的な対応策を検討していないというのが実態ではないでしょうか。規模や組織の構成に違いがあったり，また附属施設に看護学校を併設している医療機関もあることから，本稿では中規模医療機関における危機局面を想定し，以下に医療機関で不測の事態を招く要因と惹起される危機局面を取り上げてみます。

①医療（人・物・施設）サービスによる要因

　医師の説明不足，患者応対の欠如，差別的対応，院内の汚れ，

→患者からのクレーム，患者離れ，医療収入の悪化，

②人事上のトラブル

　人事考課の不公平評価，左遷，セクハラ，職員の不祥事，秘密の漏洩，内紛

→内部告発の発生，経営批判，団体抗議，マスコミの批判報道，訴訟

③労務上のトラブル

　過労死，自殺，解雇

→経営批判,訴訟,団体抗議,マスコミの批判報道
④医療機関の過失

　コンピュータトラブル,食中毒,火災,爆発,院内感染,医療事故
→マスコミの批判報道,訴訟,信用失墜,内部告発の発生
⑤経営上の不祥事

　反社会的行為,経営者のスキャンダル
→内部告発,マスコミの批判報道,訴訟,経営批判,内部告発の発生

3.日頃の意識の持ち方と行動

　前項の事項はいつ何時発生しても不思議なことではなく,日頃から危機回避を行うべく対応を心掛ける必要があります。某法律専門家によるとマスコミに通報される事案の9割以上が内部告発によると言われています。その原因として大半が院内のコミュニケーション不足に起因しており,職員間,他部署間の日頃からのコミュニケーションを良好に保つことが如何に大事かもう一度考えてみる必要があるでしょう。医療行為そのものが公共性のある行為であり社会的に非常に関心の持たれていることを認識し,法的責任だけではなく,社会的責任および倫理的責任を果たさなければならない使命を帯びていることを意識する必要があります。危機管理に関して最近書物を漁っていますが,佐々淳行著の「危機管

理PART1〜3」（昭和54年）を読んでみると，30年前に書いた内容が今でも当てはまることにつくづく感心しました。

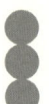 ## 2．医師の医療行為が傷害罪に問われない理由

1．医療行為が犯罪に問われない理由

今日程医療に関心が持たれており，また連日テレビや新聞・雑誌に報道されない日はありません。社会情勢の変化，国民の医療への関心，医療情報の公開等々，医療を取り巻く環境の変化により昔では考えられない状況となっています。裏を返せば，衆人の目の前で医療をしている時代に入ったと認識すべきであるし，そのように医師自身が意識改革をせざるを得ない時期に入ったといっても過言ではありません。毎年8,000人の医師が育成される中，改めて医療行為が犯罪に問われない理由を考えてみることにします。また，その理由を我々窓口担当者が知ることで，医師への助言が可能となります。

医師法第17条において，「医師でなければ，医業をなしてはならない。」と規定しており，医師以外の者の医療行為を禁止しています。人が他人の身体にメスを入れたり，劇薬を投与したりすれば刑法の暴行罪や傷害罪に問われますが，医師が行う行為は刑法第35条の「正当業務」に該当するものと

見做されます。医師の行為が法的に医療行為と認められる為には次の要件が必要となってきます。①治療を目的としていること，②医学上一般に承認された手段・方法をもって行われること，③患者の承諾があること，の3項目が必要条件となっています。この3項目の要件を満たしていた場合については，たとえ当初の目的が達せられない場合でも責任を問われることはありません。

2．医療行為が犯罪に問われる場合

前述のように3つの要件を満たしていれば法的責任を負うことはないとされていますが，3項目について少し解説しますと，治療目的とは予防や健診および予後迄をも含まれること，医学上一般に承認された手段・方法をもって行われることとは医学界で承認されている治療手段でかつ医学的正当性があること，患者の承諾については診療の主体である患者が本来決定すべき事柄であり，そのために症状の説明から始め，治療方針，治療内容，効果及び危険性，他治療の選択性，予後の見込み等々患者が決定すべき情報を提供し同意する必要があります。これら3項目のうちの1つでも欠落すると医療行為とは認められません。但し，次の場合には3項目全部が満たされていなくても医療行為と認められます。それは，緊急事務管理の場合のように承諾を得ることより先に緊急に人命救助を実施する必要がある場合や，精神疾患等により正

常な判断が行えない時の代諾者による承認の場合や，治験や新薬などの実験的治療行為などの場合です。医療行為として認められなかった場合に医師に課せられる法的責任として，民事責任，刑事責任，行政処分があります。民事責任とは診療契約上の債務不履行および不法行為に基づく責任であり，損害賠償の支払いが生じます。刑事責任とは業務上過失致死傷罪に基づく責任であり，罰金，懲役，禁錮などの刑罰です。行政処分とは医業停止処分や医師免許の取消し等の処分で厳密な意味では法的責任ではありませんが，最近は刑事事件の判決を待たず，医師免許取消し処分とする取り扱いになってきました。

3．患者が医師に望むことと医療に対する医師の姿勢

通常，医療機関を訪れる患者は何らかの疾患に罹患しており，その治療のために受診します。医師としては，患者の苦痛や不安を解消することを目的に症状を的確に診断し，適切な治療を行うことになります。そこには実験的・試験的な試みは許されません。某私立医大病院で業績をあげるためにほとんど経験のない医師が実験的に検査を施行，死亡させた事件が報じられましたが，患者は医師の実験台ではありません。経験未熟な医師のための練習に人体を提供している訳でもありません。医師個人の名声のみを求めて診療に取り組む医師では困るのです。患者が医師に何を望んでいるのか，真

第1章　医療行為とは

摯に受け止め自己の最高の技量で最善を尽くすべきです。

　連日，医療事故が報じられているなか，自分だけは刑事事件の被告にならないと思って診療に従事している医師がほとんどと思われます。しかし，実験的・試験的治療ではなくても，医師であればいつ何らかの時に法的責任を問われる可能性があるということを常に肝に銘じ診療に従事しなければなりません。実際，筆者は過去1年医療事故の公判を何回となく傍聴する機会があり裁判の状況をつぶさにみてきましたが，被告人の医師の誰もがまさか刑事被告人に自分がなるとは思ってもみなかったこと，せいぜい民事事件扱いで損害賠償の支払いで済むものと証言しています。いつでもこのような立場におかれる可能性があるということを自覚する必要があります。未だにパターナリズム主義の医師がいるが時代錯誤も甚だしい。古き良き時代の医療は現代医療では考えられないし，またこのような考え方の医師は現役を退いてもらう必要があります。医師を目指す誰もが患者を救いたいという純粋な気持ちで医学部をめざし医師になったことと思われます。それがいつしか実社会の体制に組み込まれていくうちに不純な考えで医療に取り掛かる結果，医師本位の医療を行うようになってしまいます。実際，被告人となった医師の惨めさを，そして被害者遺族の辛さを直に肌で感じ取ってもらうのが一番効果的と思いますが，そこまでしない迄も患者の苦痛・辛さ・不安を理解し，全身全霊治療に専念できる医師で

ありたいものです。

【関係条文】
・医師法第17条（非医師の医業禁止）
　医師でなければ，医業をなしてはならない。

 ## 3―1．医療はサービス業―医療は第三次産業―

1．医療は第三次産業

　医療がサービス業と云われて久しいですが，まだ疑っている医師もいます。厚生白書（平成7年度版）をみると，白書では初めて医療の位置づけを「医療は，産業としては第三次産業の中のサービス業としてとらえられている。」と明確に書き記しています。そして，第三次産業の中でも成長株と明記しており，単なる消費財以上の価値があること，医療サービスの生産の活発化は経済を活性化させると明確に記しています。厚生白書で「医療はサービス業」と位置づけて以来10年経過して，おおむねほとんどの医療機関には浸透してきたと思われますが，まだ一部に「パターナリズム」の医師がいて旧態依然とした診療を続けている医療機関が存在することも事実です。しかし，医療をとりまく状況が大きく変化する中において，このような医療機関および医師はいずれ淘汰されることでしょう。

第1章 医療行為とは

2．医療が提供するサービスとは

　最近感じることは，本当のサービスとは悩める人の気持ちに十分な理解を示し，患者の気持ちを察した対応と設備を有していることではないかと思います。例えば，周囲で増えているのが突発性難聴で耳が遠くなってしまっている人達です。この人達が何等かの疾患で受診しようとしても外見は健常者と何等変わることはないものですから，知らなければ健常者同様の対応をしてしまいがちとなります。医療機関でもマイクを通しての患者呼び出しは行いますが，番号表示しているところも少なくありません。難聴者もまた自分が難聴であることを意思表示するのに躊躇する場面もあり，そのような患者への配慮が求められます。更に健常者と見間違えられるのが「内部障害者」です。内部障害者とは何ぞやとお思いの方もいるかと思われますが，内部障害とは心臓や腎臓，肺，小腸など内臓疾患による障害，免疫機能障害の総称をいいます。この障害により身体障害者手帳を交付された人は全国で100万人以上います。この人たちは障害を抱えているにも関わらず外見ではわからないために理解されずに苦しんでおり，医療従事者に対する理解を求めています。数年前になりますが，テレビで難聴者を題材としたドラマが人気をはくし一躍手話が脚光を浴びた時期もありましたが，医療機関においても手話のできる職員を配置することもサービスの一環として今後検討していく必要もあるでしょう。

３．サービス業と認識しない医師

　筆者の勤務する病院においても患者の投書箱を院内数箇所に設置して毎月集計していますが，そのほとんどは苦情でありお褒めの言葉は極わずかといった状況です。特に医師の態度，言葉遣いに対する意見が多く見受けられ，改めて医師の患者対応の重要性を感じた次第であります。内容を分析してみると，極々当たり前のことばかりであり，何でこのようなことができないのだろうかと思うものばかりです。患者は病を患っているから受診するのであって，そこには労わりの気持ちで接することが求められます。相手を敬う気持ちがあれば自ずと言葉遣いや態度に現れ，けっしてぞんざいな態度は患者の前で出さないはずです。患者の顔すら見ない，訴えを聞かない，返事をしないなどは，医師以前の人間性の問題であり，医業に従事する資格すらないと考えます。毎日たくさんの患者を診察しなければならないことから，多忙を極めているのは理解できても患者とは一期一会でゆとりを持って対応したいものです。患者は不安を抱いて受診しているのであって，高慢な態度の医師に診てもらいたくて来院している訳ではありません。

４．名ばかりのサービス

　各医療機関では，従来の経営方針では存続が困難なことからあの手この手を駆使して，生き残り策を講じてきていま

第1章　医療行為とは

す。「医療が第三次産業」ということも浸透してきたこともあり，患者を"様"付けで呼ぶ医療機関が増えてきました。これもサービス業の一環であると考えての策と思われます。しかし，実態が何等変わらないのに上っ面だけのサービスでは全く意味をなしません。ましてや，他医療機関に合わせて急に"様"付けで呼んだところで，もともと印象のよくない言葉に「様」をつけても丁寧語にはならないということをまず悟るべきです。筆者の勤務する病院にも，投書箱が数箇所設けられていますが，毎日患者さんから意見や苦情等たくさんいただきます。その内容も施設，服装，診療，職員の対応等々実にさまざまでかつ広範囲に亘り患者さんから賜っています。日に数千人から来院する患者さん全ての満足を満たすことは不可能といえます。だからと云って，何もしないではますます患者さんからの苦情を賜り，結果的に患者さんから見捨てられることにもなりかねません。何が医療機関に求められ，何をなすべきかを考えて，できることから，そしてすべきことから取り組む姿勢が必要と思われます。

 ## 3―2. 医療はサービス業―サービスの違い―

1．サービスの法則

　筆者の手元に「サービスの法則」（田辺英蔵著　PHP研究所発行）という本があります。この本はサービスやホスピタ

リティーの問題を豊富な経験と独自の理論で体系的に語ることができる日本で数少ない存在（紹介文）の田辺英蔵氏が「日本人はサービスに何を求めるか」という副題のもと，一般企業のサービスについて理論を紹介した本です。医療機関あるいは医療従事者にも大いに参考となるべきものがあると思われますので是非ご一読下さい。

　読んでみてサービスを行うことがいかに困難なのか理解していただけると思われます。

2．実のあるサービスを

　経済財政諮問会議の「今後の経済財政運営及び経済社会の構造改革に関する基本方針」（平成13年6月26日閣議決定）の医療制度の改革項において「患者本位の医療サービスの実現」をうたっていること，また総合規制改革会議の「重点6分野に関する中間とりまとめ」（平成13年7月24日）の医療分野においても，利用者によって満足度の高い医療サービスを提供できるようにすることの方向性を示しています。元来，医療分野のサービスは一般企業のようなサービスと同様の市場原理が働かないという考え方が今日まで浸透してきていました。その理由として①情報が非対称性であること，②需要構造が特殊性であること，③医療が平等原則であること，④一般の経済原則だけでは処理できない問題があることなどです。しかし，医療分野においても規制緩和の波が押し

寄せてきており，従来の対応では生き残れなくなってきました。サービス，サービスと口でいうよりも患者が何を欲しているのか，患者の立場にたってよく検討し，改善すべきです。サービス業の特徴として生産と消費がリアルタイムで行われることです。ゆえに，より多く生産しておいて後で売るということができません。ましてやタイミングを逃すと全く意味のないものになるということです。だから，提供の仕方に工夫が求められるのです。最近は新築や改築する医療機関も増えていますが，ハードが充実しても，その中で働いている職員一人ひとりの心がけ（ソフト）が大切なのです。昔のコマーシャルに「サービス悪けりゃ命取り」というものがありましたが，まさにその通りと思います。

3．医療界におけるサービス

平成7年の厚生白書で初めて「医療は，産業としては第三次産業の中のサービス業としてとらえられている。」と明確に位置付けされましたが，医療現場においては昭和の時代から云われていたことです。しかし，個々の医療機関では患者サービスを意識した取り組みがなされ，評価を得ているところもありますが，医療界全体としてはまだまだ十分評価されるに至っていません。むしろ，医療紛争の多発で医療機関の不信を募らせている状況となっています。何が原因となっているのでしょうか。明治大学法科大学院の鈴木教授は「経済

社会では、商品に対する顧客の不満や苦情が商品の質を向上させるとされてきましたが、医療などの専門家サービスでは、そのメカニズムが働いてこなかった。不満や苦情を受け止める体質を育ててこなかったといってもよい。」(第91回日本消化器病学会総会講演より：平成17年4月16日開催）と述べています。

4．履き違えているサービス

　前項の明治大学法科大学院の鈴木教授の発言通り、医療界において「サービス」という言葉が使われていたのは、診療側よりむしろ事務側、つまり窓口業務で使われる方が多いような気がしました。それはこれまでパターナリズムの医師がまだまだ多く診療に従事しており、その医師たちが指導的立場にいたことで服従的な医療界において診療側に「サービス」という概念を導入することが困難な状況も存在していたことは事実です。そのような構造が「医療はサービス業である。」という認識を遅らせる結果を招いたということも指摘できます。しかし、徐々に患者の権利意識の高揚により、医療界にも社会の医療を見つめる厳しい変化を察知されてきたこと、そして旧態依然とした医療に対する厳しい社会に変化してきたことと、パターナリズムの医師の社会からの淘汰が進むにつれて、やっとサービス業と認知されてきたというのが実情ではないと思うのです。患者を「様」付けで呼ぶな

第1章　医療行為とは

ど，サービス過剰な状況を呈しており，何かサービスを履き違えているような気さえする今日です。

5．医療サービス産業としての医療

　我が国においても，最近は医療収入の鈍化，医療を取り巻く厳しい環境，患者の権利意識の高揚等で医療サービスの競争が繰り広げられている状況になってきました。医療も患者さんから選ばれる時代に突入し，質の向上とあわせてサービスの良し悪しで医療機関の経営にも影響を及ぼしかねません。医療が本格的なサービス産業であることを認識して，社会が，患者が何を医療に求めているのかを察知する必要があります。

【参考文献】
・サービスの法則　田辺英蔵著　PHP研究所発行

4．医師の説明責任の重みを知る

1．説明責任とは

　説明という用語を調べると「事柄の内容や意味をよく分かるように解き明かすこと」（広辞苑）という意味であり，説明責任とは，英語のアカウンタビリティ（accountability）をした訳ものであり，意味としては主に行政や経済に関して

使用され「自らの活動について利害関係者（ステークホルダー）に説明する責務」をいいます。主に行政や経済に関して使用されてきた「説明責任」という用語が医療機関にも用いられるようになったのは、実際、株主総会などに出席してみると実によく分かります。司会進行を社長自らつかさどり、当期の事業内容や財務状況の報告、次期の事業計画等の説明を行い、株主からの質問にも真摯に対応するなどして、これがいわゆる「説明責任」というものかと思ったものです。翻って、医療機関はというと、患者に対して十分な説明責任を果たしているかというと必ずしもそうとは言えない状況がまだあります。説明責任という用語さえ用いればそれで事足れりと、実際口先だけの説明で済ましている医師も多くいます。「説明責任」という用語が、このような重い意味であるということをどれだけの医師が理解しているでしょうか。専門用語をフルに駆使して、患者を捲し立て、有無を言わさず説明しまくって患者が理解しようとしまいが説明責任を果たしたと考えている医師も少なからず存在します。そのような医師に対し軽々しく説明責任という用語を使ってもらいたくないし使ってほしくありません。しかし、現実は使うことがおこがましい医師ほど使いまくるのです。

　説明責任とは、医療機関および医師に当てはめれば、投薬や注射、処置、検査、手術などの医療行為に対して、どのような目的で、どのような方法で、なぜ、どのようにして、実

第1章 医療行為とは

施し，結果はどうであったのかを説明することにあります。そして，この説明責任は医療行為の合法性だけでなく，道義性や倫理性も含まれることを理解する必要があるのです。

2．説明すべき義務

　先日，某医療機関で起きた医療事故について，当該病院長を始めとする院内関係部署長を召集して当該医療事故に対する緊急ミーティングを開催し，事後の患者家族に適切な対応を行ったか，処置に問題はなかったのか，既疾患との因果関係および合併症の有無，回避策を講ずることの可否等々あらゆる面から検証する機会があったという話を聞きました。その席で，手術を執刀した医師から，急変し死亡に至った後に患者家族に詰め寄られ原因と経過説明を求められたが「わからない」という回答しかできなかったという説明がなされたとのことでした。患者家族としては全く納得することができず，後日改めて医療機関側に説明を求めるよう強行に申し入れたということでした。この話を聞いて，筆者自身患者家族の立場ならもっともな要求であると思いました。この話は前項で説明した内容そのものです。要するに，手術する迄に必要な検査を実施してきており，病状の説明，手術を実施することの必要性，手術未施行の場合の治療法，治療後の予後，後遺症の有無等々事前に患者およびその家族に対して十分説明してきたものと思われます。患者および家族の同意を得て

実施に踏み切ったのであるから,急変に対しては担当医が全責任を負うべきであり,わからないという回答で許されるものではありません。急変した理由を聞かれてわからないでは,最初から手術などすべきではないし,してほしくないからです。確かに不可抗力で生じる場合もありますが,それでも想定される事態を説明する責任はあります。実際ミーティングに出席した内科部長は急変した理由を状況から判断して自説を説いていたということでした。患者の家族としては全く予期せぬ出来事であり,どうしてこのような事態となったのかの説明を求めたのであり,至極当然な要求といえます。この件について更に聞いたところ,手術の事前説明において同意書を作成してもらったということですが,その内容はいたってシンプルで,「手術についての説明」「検査についての説明」という2行しか記入されていなかったということでした。これでは,問題が発生した場合に,医師が患者・家族に対して詳細に十分説明し,同意を得ましたといっても,誰も納得することはないと思われます。

3. 求められる患者の痛みを理解できる医師

先日新聞の投書欄に子供を病気で亡くした母親の投書が掲載されていました。そのなかで病苦と闘った息子を「人はたった1人で苦しみを背負うしかないという過酷さを,身をもって教えてくれた。だからこそ,そのつらさ,その痛みに

寄り添ってくれる人の優しさの重み，ありがたさを痛感しました。」と記していました。医師は痛みや苦しみを訴える人を治療するのが仕事ですが，日々の忙しさにかまけて来院したあるいは入院している患者の対応に追われて投書のような患者の立場にたった医療を行うことさえ忘れ去られているのが現実なのです。

医療とは「不確実性の科学」といわれており，現代医療がいくら進歩しても完全に不確実性をなくすことはできません。同じ病気であっても個々の患者によって症状が異なり，処方する薬も微妙に異なることは日々の診療でも実感するところです。医療者としては，患者とは常に謙虚にそして真摯に対応し，誠心誠意治療に専念すべきです。ボストン大学公衆衛生学のジョージ・アナス教授が「医療の標準化とは，透明性と説明責任の二語に尽きる。」といっていますが，まさにその通りだと思います。

ささえあい医療人権センターの辻本好子氏の講演を聞く機会がありましたが，その講演のなかで，患者の知る権利を尊重してくれ，わかりやすい説明がなされ，プライバシーが守られて，拒否や前言撤回が遠慮なく言え，セカンドオピニオンは患者の当然の権利を思ってくれる医療者および医療機関に出会いたいと説明していました。そして安全・安心・納得の出来る医療，確かな医療技術，患者の個別性の尊重，情報開示，コミュニケーションを患者が望んでいること，現在医

療は大きな曲がり角にさしかかっており医師も患者も変わらなければならないと説明していました。医療者としてこの言葉をじっくり胸に秘めて医療に取り組む必要があると思います。

5．異状死と届出義務

1．届出義務に関する最近の最高裁判決

　まだ，記憶に残っていると思いますが，平成11年3月に東京都立広尾病院で指の関節リウマチの手術を受けた女性が，手術の翌日誤って消毒液を点滴され死亡した医療過誤事件の最高裁判決が，平成16年4月13日に言い渡されました。争点となったのが医師法第21条の解釈でした。つまり検案の解釈と同法第21条が憲法第38条1項に違反するか否かということについてです。検案の解釈として，最高裁は「検案とは，医師が死因等を判定するために死体の外表を検査すること」と示し，死体が医師自らが診療していた患者のものであるか否かを問わないとしました。次の憲法第38条1項違反か否かについては「死体を検案して異状を認めた」という事実の届出を求めているのであって，届出を行った人と死体とのかかわりの供述までは求めていないと示し，憲法違反に当たらないと判断しました。本判決は，これまで明確でなかった異状死の届出義務として，自己が診療した患者の場合も含まれるこ

と，医師法第21条の届出義務規定が不利益供述拒否権の侵害になることがあっても高度の公益性の観点から違憲ではないと判断されたことは非常に意義のある判決といえます。ただし，本判決が下されても異状死であるかどうかの判断が医師に任されているということでは現行と変わりはありません。

2．医師法第21条と異状死ガイドライン

そもそも，医師法第21条の異状死届出義務規定を制定まで遡ると，医師法は昭和23年に制定されましたが，その前身の法律が国民医療法でした。その国民医療法の一部改正が昭和22年に参議院厚生委員会で議論され「医師が死体または妊娠4ヶ月以降の胎児の死亡について，異状があったと認められた場合には，所轄警察署に届け出なければならない」と規定されました。当時は行路死亡者を想定し，第三者の犯罪との関連可能性ある死亡を医師の届出によって把握し，犯罪捜査の端緒を得ることを目的として立法された経緯があります。したがって，医師が担当している患者が医療行為中に死亡したことを届け出るという趣旨ではありませんでした。それが，徐々に診療中の患者の不可解な死亡まで第21条に基づき届け出るとの解釈に至ってきました。現在異状死の届出の唯一の拠り所が，この「医師法第21条」しかなく，この規定の解釈で医療現場が混乱しているのはご存知の通りです。そこで平成6年に日本法医学会が「異状死ガイドライン」を発表

したのに続いて，日本外科学会が平成14年に「異状死ガイドライン」を作成したことで，法律専門家を巻き込んだ論争となっています。最も大きな問題は法律の専門家でない団体が勝手に作成したことであり，医療機関に都合のいい解釈をしていること等です。各団体が同法第21条に関してガイドラインを作成しており，その解釈も異なっています。このような一つの条文をめぐってさまざまなガイドラインが作成されていること事態，過去に例がないと言われています。ある弁護士は法律専門家でない人が勝手に解釈を加えたガイドラインでは法律の世界では通用しないと言い切っています。

3．混沌とする医療現場

以前，全国の医学系大学教授等らの参加による「医療事故をめぐる諸問題」について医療の立場，行政の立場，マスコミの立場，司法の立場からのそれぞれの講演およびその後のシンポジウムを聞く機会がありました。講演者の中には医療現場で医療事故の対応に奔走しているリスクマネジャーをしている医師の話を聞きましたが，日本法医学会のガイドラインにある用語の解釈が明確でないこと，病理解剖実施可能な事例と警察に届け出るべき事例の判断の難しさ，届出後の院内各所での長時間に及ぶ捜査，長時間に及ぶ捜査による医療従事者の拘束，遺族への遺体引渡し遅れによる遺族からの苦情，関係医療従事者の長時間に及ぶ事情聴取による心労，警

察に届け出た後では正確な死因が判明しないこと，届出後の警察の判断や対応が所轄警察によって異なることなどで現場が混乱している状況の報告がありました。予期せぬ事態の発生によって，警察に届け出ることで前述のような対応を医療現場が強いられることを考えると，医療現場が混乱することなく適切に行動できるようなルールを設け，正確な死因の究明と専門家による適切な検証を行い，現場にフィードバックして再発防止と医療の質の向上に役立つシステムが望まれます。

4．現行考えられる対応

「悪法もまた法なり」という諺がありますが，医師法第21条はまさにその通りであると思います。現行の異状死の届出制度に不備があると言って，前述のように各団体が勝手に解釈した「ガイドライン」を作成しても，現行対応すべきは医師法第21条の解釈と判例のみであることを肝に銘じることです。同法第21条は異状死を明確に定義していないことから混乱が生じていますが，異状死体を「予期しない死亡」と考えるべきであり，犯罪若しくは業務上過失致死と認定できる場合は届け出るということが基本的な考え方といわれています。同法第21条に関しては，今後も益々議論伯仲するものと思われますし，一方捜査機関とは別に中立機関で事故調査を行うべく第三者機関の設置も現在検討されていますが，市民

団体と医療側の意見の対立・政府与党と野党との見解の相違もあって実施に至るまでまだまだ時間がかかるものと思われますが，今後の早急な取り組みが求められるところです。

【関係条文】
・医師法第21条（異状死体等の届出義務）
　医師は，死体又は妊娠四月以上の死産児を検案して異状があると認めたときは，二十四時間以内に所轄警察署に届け出なければならない。

【参考文献】
・ばんぷう　2004年8月号　日本医療企画　発行

第2章 医療事故と報道機関・報道記者

6．緊急時における広報対応

1．緊急時における広報対応の5項目

　医療機関における危機発生の際の広報対応について，これだけは心得ておく必要があるということで5項目を紹介します。①マスコミ取材での対応を誤ることなかれ，②説明に「嘘」や「隠し事」は禁物，③常に「マスコミの背後に国民あり」を意識せよ，④事故を起こしたことではなく，事故後どう対応したかで非難される，⑤求められる法令遵守と社会的責任，以上5項目を列挙してみましたが，いずれの項目も広報対応に欠かせないものです。

2．各項目の解説

① 　マスコミ取材での対応を誤ることなかれ

　記者は何か事件や事故を知ると電話や直接来院して事実関

係を確認します。事前に問い合わせ内容の事実を知らない場合には，その問い合わせで初めて知ることになります。電話なら内容を聞いて確認のうえ連絡を入れることで時間的な余裕がありますが，直接来院されるものなら確認する余裕すら全くないまま対処せざるを得ません。場合によっては，部下に指示して玄関で追い払うように記者を追い返す医療機関が出てもおかしくありません。しかし，記者は入手した情報が事実かどうか確認のために来院しているのであって，追い払われようものなら事実と認定し，事の経緯を悪く記事にしかねない状況となります。そして記者も取材が仕事であり，全く無視されるような対応では決していい印象を与えることなく，ますます追及の手を休めず執拗に追い回されることになります。最初に対応を間違えると最悪のシナリオが待っていると思って間違いありません。

② 説明に「嘘」や「隠し事」は禁物

医療機関に従事する者には，業務で知り得た情報を洩らしてはいけないという守秘義務が課せられています。したがって，問い合わせがあったとしても，守秘義務規定により公開できない場合があります。一方，マスコミは「知る権利」を主張し回答を求めます。このやりとりで相当神経を使い果たす結果となります。基本的には，患者および家族に公表すべき内容を確認し同意を得た情報のみ公表することになります。既にある程度の情報を掴んでいるマスコミに対し，一方

的に守秘義務規定を盾に取材拒否しようものなら、隠蔽と映りかねないことになるからです。また、いい加減な対応や事実に反する情報は必ずや後で真実が明らかになるということを考えると、その場凌ぎはすれど後々決して医療機関にとってプラスになることはないということを肝に銘ずることです。

③ 常に「マスコミの背後に国民あり」を意識せよ

ややもすると、目先の記者に惑わされて適当な対応をしがちになりますが、常に記者の背後には新聞購読者やテレビの視聴者が数千万人もいるという事実を意識する必要があります。特に、社会全体が医療に関心を持たれている今、医療機関側の言動の全てに社会全体が注視していることを忘れないようにしなければなりません。目の前の記者のみに関わっていると、その背後が見えなくなってしまうので、「記者＝国民の代表者」と考え、対応することです。

④ **事故を起こしたことではなく、事故後どう対応したかで非難される**

医療は不確実の科学といわれ、「医療事故は起こるもの」というようにいわれています。したがって、全く医療事故など発生しないなどという医療機関においては、医療事故が表面に出ていないだけか、ただ単に報告されていないだけと考えるべきです。医療事故が起きた場合、隠そうとしても漏れるものであるということを認識する必要があります。不測の事態は完全には避けられないものであることを認識し、起き

てしまった場合にどう対応したかによって,あるいはどう取り組んだのかによって,結果的に医療機関の受けるダメージの度合いが異なってきます。逆に,何とか表沙汰にならないように細工するとか,内部的に処理して済ませるという考えのもとで対処して,その結果,後になって表面化してきた時に事態を深刻化,長期化,拡大化させますます取り返しのつかない状況となってしまいます。事故後,速やかに対処することで,一時的なイメージの失墜や患者離れが生じるが,長期的に考えれば最もダメージが少ないものなのです。

⑤ 求められる法令遵守と社会的責任

昨今の医療事故多発により,医療界においても一般企業同様,法令遵守が求められています。この言葉は本来「要求・命令などに従うこと,応諾,承諾,服従」という意味であり,経営・経済用語としては法令やルールを厳格に遵守するだけでなく,社会規範をも全うすることを意味しています。1990年代のバブル崩壊後の企業による不祥事が続発し表面化して法令遵守が企業の存亡にかかわる重要課題と認識されるようになり,医療界においても相次ぐ医療事故などの不祥事により法令遵守が叫ばれてくるようになりました。法的責任だけではなく,最近は社会的責任や道義的責任までも問われる時代になってきたことを認識する必要があります。

3．マスコミ対応の重要性

　広報誌担当の部署はありますが，マスコミ対応の専門部署は少ないものと思われます。医療事故が頻繁にあってはならないし，マスコミ対応専属の部署あるいは係を設置しても効率が悪いからです。しかし，不測の事態はいつ何時発生するかわからないのです。しかも，何の経験もなくある日突然記者から問い合わせが入った場合，スムーズに対応できる程マスコミ対応は容易なことではありません。マスコミからの問い合わせというだけで緊張するのは当然です。専属要員を配置しないまでも，いざ不測の事態が発生したらどこの誰に何を担当させるかなどを日頃からマニュアル化して速やかな対応が可能な体制づくりを構築しておく必要があります。

7．記者が来た！　さぁ〜どうしよう

1．突然の電話

　始まりはいつも突然やって来る。第一報が外部から，しかも報道記者から突然，全く突然に電話が入った時，貴院ではあわてず，騒がず冷静に対応できる体制になっていますか。第一報がどの部署，どの担当者に入るようになっているかも決まっていますか。報道記者からの電話ということを聞いただけで，慌てて要件もまともに聞かず関係と思われる部署にたらいまわししていないでしょうか。最近は，医療機関内で

起こった事件や事故が間を空けずに問い合わせとして報道機関から電話が入ってくる場合があります。某医療機関で実際起こった事例ですが,食中毒に似た症状の患者が発症し,その後次から次と医師,看護師に発症,発症患者が50名以上となったことから原因究明に奔走する一方,患者および家族に治療や経過・今後の見通しなど説明して沈静化の方向に向かってほっとした途端に,突然報道記者から第一報が入ってきてパニックになったしまったという話を聞いたことがありました。後に聞いたところ,初めての経験で,しばらく電話をたらい回した挙句に結局事務長が取り次いで何とか凌いだということでした。そして,報道機関に通報した者が,医療機関側の対応に納得しない患者の家族から直接報道機関に連絡し事の経緯を通報した結果であったということを聞かされました。このように,ここ数年来患者や家族あるいは職員から報道機関に通報されるケースが多々発生しています。患者や家族の場合は,医療機関側の診療に不満を抱いているとか対応に納得しないことが原因であり,職員の場合は帰属意識の希薄化あるいは院内自浄作用が困難との判断により直接外部に通報することが多い。昔は考えられなかった手術室のような密室での事故が,今は外部に漏れる時代であることをまず悟ることです。医療機関内での出来事を隠し通せない時代となったことを認識し,突然の記者からの電話に驚くことなく対応できる準備をしておくことが必要です。

2．記者が来るまでの準備

　電話が掛かってきて，真っ先に事実関係の確認を求められますが，まずどのような要件の問い合わせなのか冷静に聞くことです。そして，何が何でもその場で回答しなければならないという理由もないことから即答を避け，折り返し返事する旨説明し，電話を切り速やかに善後策を講じることが最良の策です。このやり方によって，突然の電話による気持ちの動揺がおさまり，対策が講じられる時間を稼げること，事実関係を正確に把握できることで気持ちに余裕が保てます。だからといって，何時間も先方に返事をしない訳にもいかないことから，速やかな対処が求められます。また，事案に対して的確に確認および判断できる医師あるいは看護師，技師等を常に把握しておき，速やかな対応が可能な体制を整えておく必要があります。電話取材で済めばいいですが，直接出向いて取材したいと言った場合には，早い場合には30分そこそこで来訪することもありますので，早急に院内の体制固めをしなければなりません。誰が取材に応じるか，取材会場は確保しているか，提供できる資料の準備はできているか，コメントは用意できているのか等々記者が到着する前にしておく必要があります。

3．取材対応

　記者が来院し，指定の場所で医療機関側の出席者との取材

を開始することになりますが，記者は発生した事案については医学に門外漢とはいえ，ある程度の知識を持って取材に望んでいることを念頭に入れておく必要があります。まず，事実関係の確認，発生から現在までの経過，考えられる原因，現在の状況（被害状況），今後の対応策（再発防止策），謝罪表明等を質問されることになりますので，簡潔明瞭に回答できるように事前に取りまとめておく必要があります。また，患者の個人情報に触れる場合には後々患者とのトラブルになりかねないこともありますので，事前に当該患者あるいは家族に公表するに当たっての了解を得ておく必要があります。そもそも医療機関および医療従事者には守秘義務があり，患者個人情報に関する内容については承諾がない限り公表する訳にはいきません。したがって，どうしても歯切れの悪い説明となり，見方を変えて，記者からすれば何か隠蔽しているのではと疑われる結果となってしまいます。事案によっては患者および患者家族にどの範囲までなら公表して差し支えないのか文書で同意を得ておくことを忘れてはなりません。1社のみの取材対応の場合，事態によってはスクープとなることからテレビ放映や新聞記事に掲載されることで，他社も後追い取材ということで問い合わせが殺到することもありますので，関係部署および関係者にも情報を提供し相互に共有しておかなければなりません。事案が報じられた場合には，間をおかず何本もの電話がひっきりなしに鳴り，矢継ぎ早に質

問責めに遭い，事務室は対応でパニックになることは間違いないでしょう。場合によっては，記者会見を強要させられる発言を浴びせられることもあります。記者会見を開くかどうかは医療機関側で判断することであって，記者からの求めに応じる必要は全くありません。しかし，個々の電話対応あるいは報道機関との取材対応よりは，日時を設定し一堂に会して説明した方がよいと判断すれば記者会見を行うべきです。

4．院内体制の構築

　事件・事故発生の際に，外部からの問い合わせをどの部署，どの担当者に対応させるか窓口を一本化しておく必要があります。記者との対応のまずさによっては医療機関側の言い分を取り上げてもらう機会を逸失することにもなりかねないからです。既に外部に情報が漏れているということは，ある程度の状況を把握して問い合わせていることを察知し対応を心がけること，また基本的には隠し通せないことから事実関係は公表するというスタンスを医療機関が確立すること，この基本を踏まえて対応すれば臆することなく取材に応じられます。そして，院内感染が発生した場合，コンピュータトラブルが生じた場合，診療事故発生の場合，暴行・傷害事件発生の場合など事案毎に院内緊急連絡体制を整備し，最終意思決定者（不在の場合は副決定者）に判断を仰げるような危機管理対応マニュアルを構築する必要があります。

5．とめどなく広がる取材合戦

　記者は必要な事実関係および医療機関側のコメントを取材できれば，その後記事をまとめて報道することになりますが，筆者が経験して感心したことは，ほんの30分前に取材に応じた出来事が記者の所属する報道機関のインターネットで配信されていたことです。しかも要領よくまとめられており，さすが百戦錬磨経験してきた記者であるとつくづく感じたのです。また，どういった訳か知らないが，時として1社のみならず2社以上から問い合わせが入ることもあります。これも不思議なことですが，それぞれ独自に取材を行っているとは思うのですが，場合によっては通報者が複数社に知らせていることも考えられます。

6．始まったことは，いつか必ず終わる

　今まで経験したことがなければ，突然のメディアからの電話，それに続く問い合わせのラッシュに，初めて対応する職員は右往左往し，どうすればよいか，どう返事したらよいか，戸惑うばかりです。とにかく，メディアに発覚後の問い合わせはすさまじいものがあり，雪崩の如く押し寄せます。仮に取材対応者を一人指名していたとしても，その一人では対応しきれず，結局のところ電話に出た者が対応せざるを得ないのです。このような状況下において，必死で対応しますが，相手はちょっとやそっとでは質問を終わらせてはくれませ

ん。この繰り返しが終息まで続くのです。しかし，メディア対応が延々に続くことはありません。「始まったことは，いつか必ず終わる」のです。というよりも「開始があれば，終了もある」ということです。言い換えると「朝の来ない夜はない」とも言えます。いつ終わるとも知れないメディア対応が続き，その結果どのような報道がなされるかもわからない不安感に心が脅え，気分が消沈している時，「開始があれば，終了もある」と自分に言い聞かせることによって，耐えられるのです。

7．記者も人間である

　医療機関および職員はメディアに対して免疫を有していない場合が多いことから，どうしても対応が出遅れ，かつ慎重に対応しすぎて記者の心証を悪くすることが多くなりがちです。メディアは真実を報道するのが務めであり，その姿勢に報いる対応を示すことが大事です。間違っても，問い合わせに対して，無視したり，ちぐはぐな受け答えをしたり，事実関係を確認しないうちからそのような事は起こっていないなど言ってはいけません。最初の対応で，記者の心証を害すると俄然記者魂を発揮し，とことん追及し，不正を暴こうと必死で食い下がってきます。こうなっては，追求の手を休めることなく，延々と取材させられるはめになってしまいます。記者の対応を一歩間違えて，大変な思いをした医療機関をい

くつも知っていますが「記者も人の子」であり，誠実な対応を行うことで一過性の出来事として終息させることが可能なのです。メディア対応も火災における「初期消火」と同様で，対応次第でぼや程度で治まるか，大火災に及ぶか変わるのです。初期対応が如何に重要であるか認識して，間違いのない対応を心掛けなければなりません。

　例えて言うと，食べ飲み放題のお店で目一杯食べて飲んだ後に，本日のサービスとして「超有名なパティシエのスイーツをたっぷり用意しましたから思う存分食べて下さい。」と言われても，食べられるものではありません。実は，報道記者もその通りで「取材し記事を書く」のが仕事であって，その仕事をさせてやればいいのです。つまり記事を書くために取材を行うのであって，必要な情報の提供をしてあげればそれ以上しつこく食い下がることはないのです。逆に，必要な情報が得られない場合に執拗に食い下がられるのです。要するに，記者に仕事をさせてあげることに尽きるのです。ただ，その際にも患者に関する個人情報の提供には患者本人の同意を事前に得ることは勿論のこと，取材時判明できないことに対しては推測で説明するのではなく，判明出来次第公表する旨をきちんと説明することです。

8．取材を受ける際の注意点

　最も気をつけなければならないことは，情報の感度であり

ます。危機が発生した場合には，まず事実確認，現状，そして原因の究明を速やかに収集して，問い合わせの時に速やかに回答できる状態とすることが望ましい。なぜなら，問い合わせに対し，要領を得ない返事を繰り返していると，記者は「何か隠蔽しているのでは」という疑いを持たれる可能性があるからです。また混乱している状況で，正確な情報が入手できないまま間違った情報を提供すると「嘘つき」という汚名を着せられることもあるので，軽々しく対応することは慎むことです。そして，最終意思決定者（不在の場合は副決定者）に判断を仰げるような危機管理対応マニュアルを構築する必要があります。

8. 報道機関・記者の特性
―報道機関の組織と報道記者―

1. 新聞社・テレビ局の組織

社会的に関心の持たれる出来事が発生すると，新聞社・テレビ局からひっきりなしの問い合わせや直接来院しての取材を受けることになりますが，これらの新聞社・テレビ局の組織がどうなっているのか，どういう部があってどういう動きをするのか医療機関や担当者としても知っておく必要があると思われることから概要を紹介します。まず，新聞社の記者はすべて編成局に所属しており，その下に取材部門として政

治部,経済部,外信部,社会部,生活家庭部,文化部,科学部,写真部など（名称は新聞社によって異なります）があります。また,テレビ局の組織は報道局に記者が所属しており,その下に政治,経済,社会,外報など（名称はテレビ局によって異なります）があります。それぞれの記者は各部で専門の分野を担当しています。それでは医療機関と関わりある部はどういった部かというと,TVの健康番組や新聞の家庭健康欄を担当する科学部や文化部（社によっては家庭情報部ともいう）が主だと思います。これらの部とは付き合いもあるだろうし,TVの出演や執筆依頼も受ける医師もたくさんいます。したがって,連載などを担当することで顔馴染みとなる場合も多い。しかし,事件や事故となると真っ先に駆けつけるのが社会部であり,日頃付き合うことのない部なのです。

2. 各部の特性

医療機関に関わりのある部の特徴を紹介すると,新聞社の社会部は事件,事故,裁判,教育等々の社会現象全てを対象としている部であり,新聞社の中でも一番の激務な部でもあります。写真部は写真のもつインパクトの大きいことから,常に大きな出来事の際に取材記者と行動を共にし,現場にいち早く到着するのもカメラマンです。科学部は先端科学や医療,宇宙などの科学ニュースを担当する部ですが,専門性が高くそれだけ専門知識を有した記者がいることから質問もよ

り専門的な領域に及ぶ場合もあります。文化部は学術，芸能，文化ニュースを担当しますが，社会的関心度の高い出来事などの場合に社会面と連動して特集を組むなど読者や生活者の視点で捉えた紙面づくりをしています。

3．業界紙・専門紙その他の媒体

　取材は何も新聞社やテレビ局ばかりではありません。医療界のニュースを専門に報道するいわゆる業界紙の記者もいます。医療機関が何等かの出来事をお知らせする場合には省庁や都道府県，市役所等の記者会に連絡しますが，記者会に加盟している報道機関は全てではありません。業界紙や専門紙はむしろ加盟していない場合が多い。しかし，何等かの出来事が発生した場合にはどこからとなく情報が漏れ嗅ぎつけてしまう。しかし，記者には変わりないことから，記者会加盟の記者同様の対応をする必要があります。業界紙・専門紙の記者同様に情報を嗅ぎつけて，取材に来る方にフリージャーナリストやフリーライターと呼ばれる方がいます。この方々は医療に関する情報を専門に追い続けているとか，特ダネを狙って取材活動を行っており，何等かの形で記事となることから，やはり疎かな対応は控えなければなりません。

4．報道記者気質

　医療事故のように社会的に関心の持たれる出来事が発生す

ると，社会部記者から問い合わせが入り取材されることになりますが，記者気質をもろに出して取材に取り組む姿勢に圧倒されます。特に，社会部の記者は前述のように新聞社の顔とも言える部でもあり，使命感や正義感が強く，批判精神も旺盛で，権力や権威を嫌い，矛盾点や論理のズレを鋭く突いてきます。そして押しが強く，強硬な取材を行う記者も多い。筆者も何度となく記者対応を経験していますが，傲慢で横柄な気質の記者が本当に多いとつくづく実感しました。このような気質を有している記者が突然の電話取材の申し入れをしてきた場合に，免疫を有していない医療機関の窓口担当者が冷静に対応できるものではありません。取材に来るということは，ある程度の情報を既に入手していることを認識しておく必要があります。でなければ記者が取材に来る理由がないからです。特に，特ダネをスクープしようと虎視眈々常に目を光らせて獲物に飛びつく獣のように情報収集に駆けずり回っている記者にとっては，医療事故は社会的関心が非常に高いことで注目されていることを医療従事者は念頭において業務に取り組むことが大事です。しかし，そのような気質の報道記者も企業に勤める一人の会社員には変わりないことから，誠意ある態度を示すことで対応する病院側の立場も理解されるものと思われます。

【参考文献】
・実践企業広報マニュアル　オーエス出版株式会社　発行

・企業のリスク・コミュニケーション　日本能率協会マネジメントセンター　発行

9—1. 報道機関・記者の実態
—事実を報道しない記者—

1．事実を報道しない記者

よく夕刊紙や週刊誌の広告で，センセーショナルな見出しで読者の関心を引きつけ購読意欲を沸かせようとする場合があります。特に，医療機関における事故や事件は社会の関心度が非常に高いこともあってセンセーショナルな見出しとされてしまうケースが多い。そのような見出しに引きつけられ読んでみると内容は驚く程ではなかったという経験をされた読者諸賢もたくさんおられると思います。これは営業政策の一環であり，報道機関がよく使う手です。先日も某医療関係専門の弁護士のところに大手新聞社記者が取材に来て，患者側のコメントをと要求されたとのことで，それに対して弁護士は医療機関側の言い分についてもコメントをしたいと説明したところ，記者は医療機関側に対するコメントは不要であるという返事であったとのこと。理由を聞くと，読者の関心は患者側のコメントを知りたがっており，医療機関側のコメントでは読者の関心が薄いということでした。結局，弁護士はそのような興味本位な理由での取材は応じられないと云っ

て断ったそうです。この話を聞いても，現在の報道機関の取材に対する姿勢が感じられるものと思われます。これが医療に対する報道機関および報道記者の実態なのです。

２．偏向ある記者：結論ありきの取材

　事実を報道すべき記者が，実は事実を報道しないことが多々あります。真実のみを報道していると思ってこられた読者諸賢は驚くかも知れませんが，これまで医療事故や事件でマスコミ対応されてきた医療機関であれば経験済と思われます。全ての報道機関，全ての記者がそうかというと必ずしもそうとは云えませんが，一部の報道機関に見られる傾向です。それは，まずその対象となった医療機関が事故や事件で，報道機関に対してどのような取材対応を行ってきたかという場合であります。また，医療機関設立時の近隣住民等との問題を起こしていたかどうか，過去の取材に対して何かにつけ非協力的な対応を重ねてきたなどという理由も考えられます。このような経緯があると，まず記者の感情移入による記事となる傾向が強い。よく報道は可能な限り多面的な取材により客観性を確保し事実を歪曲せず公正な報道に努めると云うが，必ずしもそうとは限りません。前述のような弁護士の話にあるように，現在の報道機関はまず読者ありきの姿勢，取材に非協力的な医療機関は徹底的に追及する姿勢，主観的な記事を掲載する内部検証機能のない体制であることが問題

なのです。したがって，報道機関の初期対応を誤ると，その後どのような改善や改良を重ね，より良い医療機関としての努力を行っても決して評価されることはないと思っても間違いありません。まさかと思われますが，見出しに添った取材が行われ，見出しに添った報道がなされる場合も少なからずあるという現実を知っていただきたい。

3．社会正義づらする記者

「ペンは剣より強し」という言葉がありますが，最近の記者をみると本当に「言葉による暴力」という脅威を覚えることがあります。電話による取材は勿論のこと，直接来訪しての取材でも社会正義づらして取材をする記者の多いこと，何の権利があって誰のために何のために人の家に土足で上がるようなまねをするのか理解に苦しむこともあります。記者だから許せる行為では決してないはずです。取材についても節度あるものが求められるし，人権を踏み躙るような行為は決して許されるものではないはずです。いくら崇高な報道倫理規程を設けたとしても，報道を商売としている限り公正・中立・客観的な報道は考えられない。ましてや，相手側から訴えられてもやむなしの姿勢で記者に取材を強制するような報道機関においては，崇高な報道倫理規程など眼中にないと思われます。示威的な報道や歪曲した報道に対しては，法的手段も辞さないという姿勢を示すことも必要と思われます。

4．誠実な記者と付き合う

　ここ数年いろんな団体が盛んに，医療機関のリスクマネジメントや医療事故報道等についての講演会や勉強会等を開催しており，筆者もちょくちょく足を運んでいます。いつも聴講して違和感を覚えるのは，「ちょっとその話は医療機関向けではないだろう」という話が1つ2つあるからです。それは講師に経営コンサルタントや広告会社，損保会社のリスクマネジメント担当者が講演するのも理由の1つです。何が違和感を覚えるかというと，必ずや「マスコミとうまく付き合うことである」という話が出されることです。確かに，一般企業は新商品の開発や企業の広告など積極的にメディアを利用して収益を上げるべく努力をしており，メディアとの付き合いも企業戦略のうちの1つと位置付けています。翻って医療機関はというと，新技術の開発などの研究発表は極々一部の研究所や大学附属研究施設等に限られており，臨床専門の医療機関にとっては無縁なことなのです。だから，一般企業同様のメディアとの関係を構築すべきと云われても無理な話という他ありません。だからこそ，事故や事件が発生してから，メディアと対応することの方が多いのです。医療機関によっては，広報戦略を重要な業務と位置付けて現役のマスコミ社員を採用して積極的に広報活動しているところもあると聞きますが，財政厳しいご時世にとても真似のできる話ではありません。せめて，事故発生後の各社記者との対応の中で

第2章　医療事故と報道機関・報道記者

正確にかつ公平に報道している記者を探し出し，協力を願う方が現実的であると思われます。

9—2. 報道機関・記者の実態
—他人の不幸は蜜の味—

1．他人の不幸は蜜の味

　だいぶ前の話になりますが，元NHKのプロデューサーが政治的圧力により番組内容を変更させられたという事件を朝日新聞が報じて，「圧力があった」「なかった」という論争に発展し，マスコミ各社，評論家，政治家入り乱れて報じられていたことがありました。また，ライブドアのニッポン放送株の買占めによるフジテレビの乗っ取りも大きな話題を振りまきました。この事件もマスコミ各社こぞって報じていましたが，このように報道機関は他人の不幸を商売にしているところがあります。災害しかり，事件しかり，事故しかりです。それが大きくなればなるほど，ここぞとばかり取材に力が入るのが報道機関なのです。景気低迷の現在，取材コストの削減が求められている中，取材して訴えられそうな話は記者として敬遠する一方，低コストで感心のある記事として取り上げられるのは一般的に紛争や対立に関する出来事であり，内容的に実に分かりやすく記事にしやすいものに飛びつくことになります。医療機関の不祥事や事故なども，社会的関心度

が非常に高いことからマスコミの注目を浴びることを意識しつつ，日頃からマスコミの「蜜の味」とならないように心掛けなければならないところです。

2．市民からの投書

　数ヶ月前の新聞に「プライバシー守って報道を」と題した読者の投稿が掲載されていました。掻い摘んで紹介すると「日頃からテレビの事件報道に疑問を感じており，特に当事者の家族関係，資産等のプライバシーが暴露されるにつけ，そこまで詳細に報道する必要性があるのか，事件の裏側を興味本位に取り上げられたり，挙句には視聴率稼ぎのために生々しい再現ドラマに仕立てて放映するなど，そこまでする必要があるのか疑問を感じてならない。」と云った内容でした。この読者は事件とは無関係な方ですが，一般市民にしても現在の報道のあり方に疑問を呈しています。これはひとつの例ではありますが，事件が起こるたびに同様の報道がなされることは読者諸賢周知のことと思われます。このようなことが繰り返し行われることで，「権力の不正を暴く」という報道の本来の使命が全く機能せず，興味本位，視聴率稼ぎに終始している現在の体たらくな報道機関に市民が見限ってしまっていることを，報道機関自身気づいてほしいものです。

3．実際あった虚偽記事

　某著名な大手医療機関の総務課長に聞いた話ですが，数年前著名人が入院した際に大挙マスコミが押し寄せ，外来診療に影響生じることから時間を設定して記者会見を行い，その場で次回の記者会見日時を知らせ，その間，院内および患者に接触することを遠慮願いたい旨をマスコミ各社に要請し了解を得たといいます。しばらくは平穏な状態であったが，その後入院患者とも，見舞い客とも，職員とも見受けられない不審者が出没し，その者に尋問すると某TV局から雇われたバイト学生が見舞い客に成り済ましうろついていたということでした。その後，警備を更に強化した結果，不審な者は見かけなくなったといいます。この話の続きとして，しばらくしてから出版社系週刊誌に病院の外観と健在であった頃の本人の顔写真が掲載され，病室内の光景を紹介する記事を，さも記者自身が確認したかのように掲載されていたとのことでした。記事の内容からしてその時間に記者らしき不審者を見かけた様子もなく，また職員や見舞い客に紛れ込んで病室に入った人物もいないことから，きっと想像を膨らまして記者自身が，さも見たかのような記事を書いたものと確信したということでした。このように記事の中には，読者の関心を引くために「さも見てきたような虚偽の記事」を書く記者もいるということを知ってもらいたい。一般読者からすれば，状況を知っている方から真実を聞かされないことには，活字と

なった記事を疑いもなく受け入れてしまうのが現実ではないでしょうか。

4．マスコミに対する訴訟

　数年前になるが，元アイドル歌手が某大手化粧品会社社長との交際記事で名誉を傷つけられたとして発行元の出版社に損賠賠償と謝罪広告を求めた訴訟で，1審は出版社に対して110万円の支払いを命じた判決を下しました。当時の裁判長は「一般読者は週刊誌の広告がしばしば脚色や誇張を伴うと認識している」と指摘しています。また，数年前になりますが，医療法人勤務の4人の看護婦が崖下に転落，死亡する事故で，4人に対して総額70億円もの保険金が掛けられていたということが判明し，写真週刊誌が医療法人を追及してきました。医療法人側は写真週刊誌を相手に「あたかも保険金殺人であるかのように記事を掲載している」という理由で訴訟となり，最高裁まで争われました。結果，医療法人側が勝訴しましたが，裁判所側は一環して記事中の匿名証言は無視，ニュースソースの秘匿は関係ない，伝聞や憶測に基づく内容は真実とは認められないという姿勢を示しました。この2つの判決から，最近の裁判所の姿勢が読み取れるかと思われます。言論の自由という大義名分のもと言いたい放題・書きたい放題のマスコミの姿勢と実態に釘を刺したかっこうとなり，取材後の記事に誤りや人権侵害などがあれば泣き寝入り

することなく，毅然とした態度で取材元に訂正を要求するとともに対応次第では訴訟も辞さない決意で臨む勇気を与えられた気がします。医療機関はこれまで，どうしてもイメージを損ねることが心配で表立った意思表示をすることがありませんでした。そのためにマスコミに叩かれぱっなしの状態だったと云っても過言ではありません。

9—3．報道機関・記者の実態
—スポンサーと記事への影響—

1．東京地検特捜部長の言葉

「マスコミはやくざ者より始末におえない悪辣な存在」と公言した文書を，東京地検特捜部長が配布したことから大騒ぎになったという事件が以前に起きました。この言葉は司法試験受験生及び修習生向け雑誌の原稿からの抜粋を紹介したものですが，この文章には更に「少なくともやくざ者は，自分たちが社会から嫌われ，また社会にとって有害な存在であることを自覚し，自認しています。ところが，マスコミは表面的には社会正義の実現などというきれい事を標榜しながら，実際はそのような卑しい薄汚い動機に基づいて捜査を妨害し，社会正義の実現を妨げ，犯罪支援を行っているのです。厚顔無恥も甚だしいものがあります。・・」と綴られている。過去に幾度となくマスコミに捜査の邪魔をされた腹いせに日

頃の鬱積をストレートに表現してしまったものと推測されます。この件については，当然マスコミは一斉に批難しましたが，マスコミ被害に遭った人なら，この特捜部長の気持ちがわからないでもないと思うのです。

２．編集協力費問題

　平成17年３月31日の各紙朝刊に，週刊朝日が大手消費者金融から編集協力費として５千万円の提供を受けて広告と明記しないまま企画記事を連載していたことを報じられていた。この件に関して識者の意見が掲載されていたが，大手消費者金融から資金提供を受けながら曖昧にしてしまったところに問題があったこと，このこと自体が読者を騙し，当該新聞社の報道に対する基本姿勢までにも根本的に疑念を持たれることになり，ひいては国民誰もがメディアを信用しなくなるという段階に至ることも考えられるという厳しいコメントが出されていました。そして，この問題について朝日新聞社は読者に説明責任を示す必要があるともコメントしています。一方，朝日新聞社は「企業名を掲載しないまま時間が経過してしまったことは新聞社の不手際であり，読者に疑念，誤解を招くことにあり反省している。しかし，資金提供に不正は全くなく大手消費者金融をめぐる報道に影響があったとは考えていない。」というコメントを出しています。

3．報道機関と企業との癒着

　前述の問題は，その後週刊各誌で取り上げられ，平成17年3月31日発売の週刊文春によると「この大手消費者金融は週刊朝日編集部員のみならずマスコミ関係者多数に接待攻勢をかけており，それは自社への批判を抑えてもらうための工作であったこと，実際この会社の不祥事が発覚した時に他誌が5～6本掲載している中，週刊朝日は3本でしかもページ数も他誌と比較して少ないという明らかに資金提供が影響している。」と紹介しています。さらに事実を確認すべく朝日新聞の幹部に取材を申し込んでも逃げまどうばかりで，説明責任を全く果たしていないということでした。相当前になるが，やらせリンチ事件で退職を余儀なくされた元ディレクターが「自分が報道される側になって初めて報道される側の気持ちがわかった」と言っていたのを雑誌で読んだことがありましたが，まさに朝日新聞の幹部は同様の気持ちだったことと思われます。日頃から，一般企業や医療機関に対しては，「うそをつかない」ことが大事であると云っておきながら，いざ火の粉が自分のところに降りかかってきたら逃げ回るようでは，やはり日本のメディアは偏向報道，商業報道と云われても致し方ないと思います。

4．トヨタ自動車元会長の発言

　日本新聞協会の発表によると，2006年度の新聞業界の総売

上高（23,325億円）の内訳は販売収入が全体の53.7％（12,532億円），広告収入が30.3％（7,074億円），その他収入が16.0％（3,720億円）となっています。この割合は各新聞社の比率とほぼ同じです。ということは，収入に占める広告収入の比率によって経営が左右されるという結果にもなります。2008年11月21日に「朝日新聞が初の赤字」という見出しで報道されていましたが，減収の原因として，広告収入の落ち込みが相当影響を及ぼしているとしています。取り分け自動車業界の広告費の大幅削減が影響していることもあります。ちなみに，トヨタ自動車の2006年度の年間広告費は1,054億円となっており，新聞業界の広告収入の約1割をトヨタ自動車1社で占めていることになります。そのトヨタ自動車は2009年3月期に広告費用の3割削減を目標に掲げているという報道がなされています。仮に3割削減と言っても「約300億円」となり業界にとっては小さくない数字です。

そのような中，2008年11月12日に首相官邸で開催された「厚生労働行政のあり方に関する懇談会」の席上，トヨタ自動車奥田取締役相談役がテレビの厚生労働省に関する批判報道について「あれだけ厚生労働省がたたかれるのは，ちょっと異常な話。正直言って，私はマスコミに対して報復でもしてやろうかと（思う）。スポンサーを引くとか」と発言したと報道されていました（朝日新聞）。

この報道に気づかれた方がいらっしゃったかどうかわかりま

せんが、この発言が広告収入に依存している今のマスコミ業界を物語っていると思うのです。

このトヨタ自動車奥田取締役相談役の発言に対して、某メディア法を専門とする大学教授が「報復するというのは言論に対する挑戦だ。メディアへの広告出稿量の大きな会社の経営者が発言するのは脅し。ジャーナリズムの存在意義を全く認めようとしない姿勢の表れだ。」とコメントしていました。筆者は、大学教授のコメントは今の「偏向報道」「商業報道」を理解した上での発言とは思えないし、逆にトヨタ自動車奥田取締役相談役の発言は今の報道のあり方の異常さを指摘しており、大企業のおごりを背にした発言との批判もありますが不当な取材を受けた経験のある側から言わせてもらえれば肯けるところでもあるのです。

5. 憲法第21条と放送法

憲法第21条の「言論、出版その他一切の表現の自由は、これを保障する」という条文があります。放送法はこの憲法第21条の精神に基づきつくられており、第1条は行政情報にアクセスするとき国家権力がどう干渉しようと不偏不党を貫けという意味であること、第3条の2は政治的に公平であること、報道は事実をまげないですることなどの規定が盛り込まれています。最近の報道機関のあり方をみていると、商業ベースで営業を行っていることが目に付きます。今後これ以

上報道被害者を増やすことなく，放送に携わる報道機関は原点の戻り報道の使命を認識してもらいたいものです。

【参考条文】
放送法第3条の2（国内放送番組の編集等）
　放送事業者は，国内放送の放送番組の編集に当たっては，次の各号の定めるところによらなければならない。
1．公安及び善良な風俗を害してはならない
2．政治的に公平であること
3．報道は事実をまげないですること
4．意見が対立している問題については，できるだけ多くの角度から論点を明らかにすること

9－4．報道機関・記者の実態
　　　　　―偏った報道と謝罪しない新聞社―

1．市民・公権力VSマスコミ

　数年前になりますが，某メディア関連の勉強会に出席する機会を得て参加しましたが，その時の講演者が某週刊誌の編集長でした。そして，昔は「市民・マスコミVS公権力」であったのが，現在は「市民・公権力VSマスコミ」という構図になってきているという話をしていました。この構図について編集長は説明をしませんでしたが，筆者は当然のことだ

と内心納得しました。昔の構図がなぜ変わってきたのか報道機関は知るべきです。2003年に廃案になった「人権擁護法案」を法務省では引き続き検討を行なっていますが，この「人権擁護法案」に対してメディアは一斉に反対の意思を表明しています。それはこの法案が別名「メディア規制法」とも呼ばれ，「報道の自由」を規制すると考えられているためです。しかし，マスコミによる人権侵害を被っている市民の気持ちをメディアは考えての反対表明なのか疑問に感ずるのは筆者のみだけでしょうか。マスコミはよく「社会正義のため」とか「事実を報道するため」という大義名分を掲げ，土足で他人の家に入り込み取材を行っていますが，果たして本当に純粋に事実報道・社会正義に徹して使命を果たしているのでしょうか。医療機関とて，これまでマスコミ被害に遭遇したところは，むしろこのような法案が成立することを望んでいるかも知れません。マスコミの取材のあり方に真摯的な反省がない限り市民の理解は得られないと思われます。

2．偏向的な報道記事

同様に，数年前になりますが，早稲田大学の学生を中心とした集団レイプサークルが摘発され，そのサークルの首謀が懲役14年の実刑判決を言い渡された事件がありましたが，そのナンバー2と呼ばれ同じく実刑判決を受けた元学生がその後手記を公表しました。その手記には事件の際のマスコミの

めちゃくちゃな取材に対する非難が記されていました。特に週刊誌の内容については誇張が激しく，数字などは実際のものより3～10倍に誇張されていたとのこと。また関連した情報を掻き集めるために記者がどんどん金をばらまいて，インタビューに応じると2～3万円，関連した写真でビデオ提供者には5万円以上で購入していたなどと，被疑者が反論できないことをいいことに，あることないことを書き連ね相当乱暴なものがまかり通っていたことを紹介していました。

3．売らんかなの報道の現状

以前，耳にしたことですが，診療に不信感を抱いて病院側と話し合いをしていた患者が，遅々進まない状況のなかマスコミにリークして某週刊誌記者が患者側の話の裏づけを取材させてほしいと申し出があり取材に応じて誠実に経緯を説明しましたが，発売日の見出しは「医療過誤か？」というセンセーショナルなタイトルが嫌がおうにも目につき医療機関側のミスのような印象を与える見出しとなっており，早速内容を読んでみると両者対等に併記しており，何ともはや人騒がせなそして売らんかなの報道であり，まさしく読者の関心をそそる商売魂がありありと見えたと云っていました。

4．謝罪文を出さない新聞社

また，某地方の金融機関加盟の協会理事を担当している方

に話を伺う機会がありました。その内容というのは，某大手新聞社が加盟の金融機関の不祥事を記事に掲載したところ，一部誤記があって訂正及び謝罪を新聞社に申し入れしましたが，訂正ならびに謝罪に応じられないという回答がなされたことから，協会加盟の全金融機関に一斉に購読中止と他紙購読切り替えを要請したということでした。その後区域の専売所から新聞社に購読中止による売り上げ収入の減少で死活問題であるという要望があり，新聞社の幹部が協会を訪問し謝罪と購読再開をお願いしたが，協会側の新聞紙上でのお詫び文の掲載は絶対譲歩しなかったということでした。非を非と認めぬ現在の報道機関の姿勢が伺える話と思い，聞き入った次第です。

5．今後の報道機関のあり方

これまで，報道機関の実態をいくつか紹介してきましたが，元々報道機関は公権力の監視役を果たすべき役割を担ってきたはずでした。それがいつしか弱者をいじめ，逆に権力者の伝達者と成り下がってしまったような気がします。現在の報道機関のあり方を見る限り，とても人権擁護法案反対に協力できるものではありません。一度でも報道被害を遭った人なら，現在のマスコミの取材のあり方に納得できるものではありませんし，言葉の暴力による弱者いじめを改めない限り，ますますマスコミは孤立していくことを知るべきだと思

います。

【参考文献】
・月刊「創」4月号　創出版　発行

9―5. 報道機関・記者の実態
―謝罪者をいじめるマスコミ―

1.「取材源の秘匿」に判決

　平成17年7月7日の東京高裁の判決はジャーナリズム業界に大きな波紋を広げています。どのような判決かといいますと，現職国会議員が某週刊誌にパチンコ業者から違法献金を受けたという記事が掲載されたことに対して，名誉を傷つけられたとして出版社に1億円の損害賠償を求めた訴訟です。この裁判の争点は出版社側が取材源を秘匿したまま立証した記事の真実性と真実相当性をどう判断するかでした。東京高裁は「情報の入手先が明らかでなく，記事の真実性を裏付ける証拠はない」として名誉毀損を認定し「取材源秘匿により，真実と信じたことの相当性についての立証責任を免れることは，相手側の反証の機会を奪うことになり許されない。」との判断を示し，出版社側に300万円の支払を命じる判決を言い渡した。この司法判断にあらためて「取材源の秘匿」について報道関係者から批判の声が出されました。

2.「取材源の秘匿」とは

　取材源の秘匿については，我が国では法律上は刑事・民事とも明文化された規定はなく，1979年の北海道新聞の記者が取材源を明かすことを拒否して，その当否が争われた裁判で札幌高裁で「新聞記者の取材源は職業上の秘密に当たる」との判断を示しています。職業上の秘密とは民事訴訟法では証人として証言を拒否する権利を医者や弁護士などに対して認めているものですが，この判決以降メディアが関係する名誉毀損裁判では「取材源の秘匿」が尊重され，他の証拠で「真実性」や「真実相当性」を判断する傾向がありました。しかし，今回の東京高裁の判決では，メディア側に立証責任を負わせる判断を示したことで，メディア側に不利な内容となりました。一方この判決に対して学者は「表現の自由，言論の自由に対する基本的な理解を欠いている判決と言わざるを得ない」といっています。

　しかし，現実に記者の執拗な取材に追いまくられた経験のある者にとっては，「取材源の秘匿」を楯に好きなように記事にされ，世間から誤解されるような報道は許しがたいという気持ちがあり，これを機会にメディア自体も「報道の自由」「言論の自由」について根本から議論して報道のあり方を検討すべき時期に来ていると思うのです。そういう意味においては，今回の判決は学者やジャーナリズム業界は批判的であるとしても，メディア被害を受けた人からすれば今まで

好き勝手に報道してきた報道関係者に対する戒めと感じるのです。

3．主観的な記事を指導
　先日，某広報研究会主催のセミナーに参加した際に，大手新聞社社会部長が招かれて講演していました。参加者のほとんどが一般企業の広報担当者で医療機関からの参加は筆者だけでした。その席で講演者から，企業からみた社会部記者に印象について参加者に逆質問されて筆者にも意見を求められました。その時筆者は「新聞は事実を客観的に報道するというが，記者の主観で報道されているように見受けられるが，その通りなのか」という質問をしてみました。それに対して「以前は事実を客観的に報道するという姿勢であったが，数年前から記者に主観で記事を書けと指導している。」という回答でした。これを聞いて新聞社の方針および記事の傾向，新聞の取り上げ方が，新聞社及び記者によって異なる理由がわかりました。取材してきた記者が偏向的な思想の持ち主だったり，事件について認識不足だったりした場合，最初に結論ありきで事実と異なる報道がなされることも大いに納得できるのです。

4．謝罪者をいじめるマスコミ
　メディア対応業務を担当していると，実にさまざまな報道

第2章　医療事故と報道機関・報道記者

に携わる人と接します。以前，フリージャーナリスと称する人物に医療事故の件で院長に取材ということで同席しましたが，そこで出た話しというのが，「現在の風潮として謝罪した方がマスコミの矢面に立たされることになり，謝罪しない人間の方が逃れる現状がある。本来謝罪した方が許されるべきであり謝罪しない人間の方が問題と思われるのであるが，メディアとしては謝罪しない人間の場合はいつ名誉毀損等で訴えられる可能性もあり問題を抱え込みたくないことから抵抗している人間や組織に対しては絶対手（取材）をつけない。」という対応をしているのだということでありました。この話を聞いて，JR西日本の脱線事故の報道や，コクドの堤会長の報道を思い浮かびました。両者の場合は，先に記者会見でトップが謝罪したことにより，反論できないと判断して連日これでもかと思うくらい過去から現在まで，当事者以外の周辺の関連した情報が溢れんばかり報道されていましたが，やっとメディアの姿勢というものが分かりました。「本来なら謝罪した方は過ちを認めているのだからある程度認めてやるべきであり，逆に謝罪しない方が悪い訳だからそれを追及するべきと思われますが，そのような土壌に現在なっていないところに問題があります。」ともいっていましたが，まさにその通りと思いました。そして「現実に謝罪をしないで開き直って何も悪いことはしていないということで処分を受けない人間が一杯います。医療の場合，医師が悪くないと

主張するものならメディアは怖くて正面切って叩けない。謝罪した人間の場合だと何を報道しようが反論してこないだろうと考え，メディアは叩く実態がある。」とも話しをしていましたが，報道のあり方がこれでいいのだろうかと情けなくなってきました。これでは，うかつに謝罪するものならマスコミによる袋叩きに遭遇するようなものであり，裁判で決着がつく迄開き直った方がよいということになります。

【参考】
・平成17年7月8日および12日付　毎日新聞朝刊
・「週刊朝日」2005年8月12日号

9—6. 報道機関・記者の実態
—遂に知り得た報道の実態—

1．報道機関のあり方を問う

　前項で報道機関・記者の本質について述べてきましたが，読者諸賢はどのように感じたでしょうか。現在のメディアは記者クラブという談合組織を作って，国から情報を提供してもらい，自ら取材して情報を収集するという本来の仕事を放棄してしまっている状況にあります。一方で，権力の監視が目的でありながら，権力と癒着してしまって結果的に権力犯罪を追及できないメディアに成り下がってしまった。逆に弱

者に対しては「報道被害」と言われるくらい執拗な取材や人権無視の取材で事件や事故の被害者の気持ちを全く無視した取材がなされています。このような取材対応を続けている限り，ますます一般市民から背離し，取材協力を得られないものと思うのです。平成17年より「個人情報保護法」が施行され，また今後「人権擁護法案」が検討され，メディアに対する法規制が動き始めています。マスコミ業界等はこぞって法規制に反対の姿勢を示していますが，現行の取材状況のままでは決して一般市民の理解は得られないものと思うのです。今まで新聞記者や放送記者に執拗な取材を受けた経験のない医療機関の職員にとっては，他人事のような感じで実感がないものと思われますが，医療事故はどの医療機関でも何時でも起こりうる可能性があり，決して他人事ではない。決して「事実を報道する」という大儀名目に惑わされずに，報道機関も商売なんだと認識して，報道機関と対応することです。

9—7. 報道機関・記者の実態
—未成年者なのに実名報道—

1．未成年者の喫煙報道

　以前，「モーニング娘」の元メンバーの喫煙が写真週刊誌に報道されたのをきっかけに，その後テレビのワイドショーや新聞・週刊誌で顔写真付の実名報道がなされ，当面タレン

ト活動を自粛することになってしまったという出来事を覚えている読者諸賢も多いと思われます。筆者も，このタレントはドラマなどにも出演しており，この子が深夜に喫煙をしているところを報じられるということに「なんで？」「どうして喫煙なんて！」と思った次第です。また，その後報じられた新聞や週刊誌の取り上げ方をみても，実名報道であったり実名を伏せた報道であったりしたことが非常に奇異に感じました。ましてや今回のタレントが未成年者であるにも関わらず実名報道されたことが非常に不思議でした。

2．法律で保護されている未成年者

少年法第61条（記事等の掲載の禁止）は「・・・，氏名，年齢，職業，住居，容ぼう等によりその者が当該事件の本人であることを推知することができるような記事又は写真を新聞紙その他の出版物に掲載してはならない。」とはっきり規定しています。未成年者の実名報道及び顔写真の掲載公開は，少年の健全育成を主眼とした少年法の趣旨に違反することは明白なのです。

3．報道機関によって異なる公表基準

今回の未成年タレント実名報道に対して，各新聞社が掲載基準と実情を某報道機関が調査しその結果が報告されていました。その内容を見ると，A新聞社はタレントは公人に準じ

ると考えて公表したこと，B新聞社は著名な芸能人であり，社会的関心が高いと判断し実名報道としたこと，C新聞社は知名度の高いタレントであり，また所属事務所が実名公表して謝罪していることから実名報道としたこと，D新聞社は原則匿名であるが，全般的要素を考慮して判断をしていること，E新聞社は事件が軽微と判断し，今回は匿名としたことなど，新聞社によって対応が異なっていることを公表していました。日本新聞協会の見解は後ろに掲載しましたが，協会の方針が守られていないのが実態ということであります。

4．裁判所の判決

　未成年者の犯罪実名報道に関して，1998年1月に大阪府堺市で起きた「シンナー中毒の19歳少年による通り魔殺人事件」の報道をめぐり争われた事件がありました。本件は大阪地裁で「雑誌実名報道の掲載が本件事件の悪質性，重大性を考慮しても，本件において原告の犯罪を犯したこと等にかかわる事実を実名及び顔写真とともに公表されない法的利益を上回るような特段の必要性があったといえない」として，被告側（出版社側）に対して損害賠償を命じました。その後被告側（出版社側）が控訴し大阪高裁において「…表現の自由とプライバシー権等の侵害との調整においては，少年法61条の存在を尊重しつつも，なお，表現行為が社会の正当な関心事であり，かつその表現内容・方法が不当なのではない場合

には，その表現行為は違法性を欠き，違法なプライバシー権等の侵害とはならないといわなければならない」として，原告側の賠償請求を退ける判決を言い渡しました。今後最高裁判所の判決が下されるまでは，実名報道に関しては事件の凶悪性などによって下級裁判所の判断が異なる場合があり得るものと思われます。

【参考条文】
・少年法第61条（記事等の掲載の禁止）
　家庭裁判所の審判に付された少年又は少年のとき犯した罪により公訴を提起された者については，氏名，年齢，職業，住所，容ぼう等によりその者が当該事件の本人であることを推知することができるような記事又は写真を新聞紙その他の出版物に掲載してはならない。

【参考資料】
・日本新聞協会の少年法第61条の扱いの方針（1958年12月16日）
　少年法第61条は，未成熟な少年を保護し，その将来の更正を可能にするためのものであるから，新聞は少年たちの"親"の立場に立って，法の精神を実践すべきである。罰則がつけられていないのは，新聞の自主的規制に待とうとの趣旨によるものなので，新聞はいっそう社会的責任を痛感しなければ

ならない。すなわち，20歳未満の非行少年の氏名，写真などは，紙面に掲載すべきではない。ただし，①逃走中で，放火，殺人など凶悪な累犯が明白に予想される場合，②指名手配中の犯人捜査に協力する場合など，少年保護よりも社会的利益の擁護が強く優先する特殊な場合については，氏名，写真の掲載を認める除外例とするよう当局に要望し，かつこれを新聞界の慣行として確立したい。

10. よく使用される語句と禁句

1．必ず求められる医療機関側のコメント

　医療事故や不祥事が発生すると必ずと言っていいくらい取材の裏付けとして，マスコミは理事長や院長，あるいは医療機関としてのコメントを要求します。したがって，広報担当としては理事長や院長などの管理運営者とは院内であれ，外出先であれ，常に連絡がとれる体制を敷いておく必要があります。管理運営者不在時にコメント発表できない状況では記者を十分納得させられるものではないし，医療機関側のコメント発表があるまで執拗に食い下がられることになります。事件や事故はいつ何時に発生するかわかりません。したがって，管理運営者とは常に連絡可能な院内体制を構築することが必要なのです。また，発表するコメントは長文でなければならないということは全くなく，逆に長文の場合はほとんど

カットされ数行に要約されて記事となる場合が多い。新聞記事のコメント欄を調べてみると，長くて10行前後（1行11文字），短い場合だと2～3行程度であり，事故や事件の社会的影響度に応じてコメント掲載も長くなる傾向が考えられます。したがって，社会を騒がせた謝罪や被害者に対する謝罪が添えられているにも関わらず割愛されて掲載されている場合もあることを知っておくべきです。

2．いざという時に使える語句

　管理運営者との連絡が可能と言っても，いざ事件や事故が発生した場合に，即コメントを発表できるとは限りません。また，常時事件や事故を想定してコメントを用意している医療機関もないと思われます。しかし，いざ発生した場合に間違いなくコメントを求められるのです。そのためには，発言していい語句と，避けたほうがいい語句があることを知っておく必要があります。今までの事件や事故で不用意な発言をして結果的に非難を浴びた例は少なくありません。そこで過去の事件や事故でマスコミに利用できそうなコメントのいくつかを紹介します。

事例1．某大学院助教授が女子中学生に現金を渡してわいせ
　　　　つな行為をしたとして児童買春容疑で逮捕された時
　　　　の大学側コメント
　　→「事実ならば教育者としてあるまじき行為であり，大

第2章 医療事故と報道機関・報道記者

変遺憾なことであります。捜査当局の判断を見守りたい」

事例2．医療事故で訴えられて，敗訴の判決が下された当日の医療機関側のコメント

→①「判決文を見てから，今後の対応を決めたいと思います」

→②「判決内容について十分検討し，関係部署と協議の上，今後の対応を決めたい」

→③「事実を厳粛に受け止めている。現在確立しつつある当院の医療安全体制をさらに強化することで患者の負託に応えたい」

→④「裁判の結果は，厳粛かつ真摯に受け止め，病院の信頼回復に全力で取り組んでいきたい」

事例3．誤投与により患者を死亡させた事故で，警察に届出る一方，事故調査委員会を設置した医療機関側のコメント

→「死亡原因を究明し，因果関係がはっきりした段階で公表したい」

事例4．手術中のミスが原因で死亡したとして損害賠償請求された時の医療機関のコメント

→「患者さんの治療にはベストを尽くし，診療上の過失はなかったと考えている」

筆者も経験したことがあるが，報道記者は新聞であれ，テ

レビ局であれ原稿記事の締め切りを非常に気にしており，早ければ早いほど喜ばれます。だからと言って，不用意な発言をして逆にひんしゅくを買うようでは実も蓋もありません。かと言って，ノーコメントを押し通すと，記者の心証を損ね「コメントは出せないということでよろしいのですね」とか「沈黙を押し通したというような記事でよろしいのですね」というような言葉が返ってくることになります。突然の出来事で突然の取材を受けて，すぐ「コメントを」と言われてもすぐ発信できる訳はないと思うのですが，報道記者には通用しないものらしい。場合によっては，脅迫めいた言葉を吐き，何とかコメントを引き出そうとします。トップ不在の場合には事務長談として求められることもあります。緊急の際のコメントとしては前述のような簡単な内容で十分であり，記者もある程度想定したコメントで満足すると思われます。そのためにも，咄嗟の時のために，前述のようなコメントを用意しておきたいものです。

　紹介したコメントは咄嗟の場合であって，問い合わせ事項に対して全く正当な行為でありかつ何等指摘される覚えがないということであれば，胸を張って「正当な行為であり，何等指摘されることは一切ない。」と言い切ることです。

3．不用意な発言と求められる慎重な対応
　事件や事故は突然起こるものであり，取材も突然行われる

第2章 医療事故と報道機関・報道記者

場合もあります。予期せぬ出来事が生じ，大挙記者が押し寄せようものなら誰であっても，平静な状況でいられません。だからこそ，パニックとなり不用意な発言をしてしまうこととなるのです。有名な例では雪印食品の社長がエレベーターに乗り込む際に記者に取り囲まれ「私は寝ていないんだ」という発言がなされたことで，その後大きく新聞やテレビで何回も報道されたことが原因で，会社が倒産するはめになったしまったことは記憶に残っていると思われます。最も印象に残った語句では，某大学病院で同一医師による連続した心臓手術による患者死亡に関して，心臓血管外科の主任教授が国外学会から帰国した空港で記者に取り巻かれ，事実関係の取材に関連して発した内容が新聞や週刊誌に大きく取り上げられていたことです。主任教授は取材に応じて「・・経験を重ねさせてやろうと思った。言葉としては悪いが，トレーニングとして必要だった」と話した内容の「トレーニング」という言葉だけが独り歩きして「患者は実験台ではない」「トレーニングとはなんだ」と言った非難を浴びせられました。学会帰りの空港での発言とはいえ，まさしく不用意な発言といえます。報道記者は相手を煽るようにして，何とか記事になるような発言を求めます。記者の口車に乗ることなく，発言は慎重にかつ選んで対応することが肝心です。

　巻末に前項以外に「知っておくと使える語句」を掲載しましたので，場面場面でチョイスして使って下さい。

11. 報道機関配布用資料—プレスリリース—

1．用意しなければならない時

大きな医療事故や逆に社会から非常に関心を持たれている医療情報を報道機関に知らせる時，知らせるべき内容を記した文書を用意することになります。特に医療事故の場合にはタイミングを見計らって知らせないと患者および家族からリークされ，その後の対応が後手後手になり医療機関側が窮地になる可能性が大きくなることが予想されます。そのためにも，事故発生から再発防止策を含めた報道機関用の資料を作成し，速やかに知らせる必要があります。このタイミングを逃して，後で報道機関に知れ渡り医療機関側が非難を浴びた例は，過去いくつもあるし，新聞紙上やテレビ等で報道されたケースもあり，読者諸賢もご存知のことと思われます。記者会見までは行わなくとも，発生した事故が後々マスコミに報じられることで，大きなダメージを被ることが予想される場合や，報じることが医療機関の社会的責任を果たすと思われる場合には速やかに知らしめることです。

2．作成する上での注意事項

報道機関に発表する資料をプレスリリース資料といいます。通常Ａ４版１枚の用紙に事実関係を要領よくまとめてメディアに提供しますが，基本的には５Ｗ１Ｈの原則を踏まえ

て門外漢の方にもわかるように作成することが求められます。作成手順としては，まず事故が生じたこと，患者・家族に対しての謝罪コメント，事故に至るまでの経過説明文，再び患者・家族に対しての謝罪コメントで締め括るという構成が一般的となっています。

このプレスリリースにもう1枚事実経過を時系列に記した文書を用意するのが普通です。当然のことながら，作成する上で注意すべき点がいくつかあります。まず，医療事故においては事前に患者・家族（遺族）の同意を必ず得ておく必要があります。なぜ公表するのか，その理由，公表の仕方，公表時期，公表する内容など必ず同意を得ておかなければなりません。その際，書面にて公表して差し支えない項目と公表を望まない項目を具体的に明記した文書を患者・家族（遺族）と医療機関側双方交わす必要があります。これを怠ると後々患者・家族（遺族）とトラブルが生じる恐れがあります。プライバシーに関する項目については，特に気を使う必要があります。要するに相手の気持ちを大事にするということが大切なのです。

公表を望まない項目の例としては，患者氏名，住所，顔写真など患者・家族（遺族）に関する個人情報であり，患者・家族（遺族）が特定可能となる全ての情報が考えられます。公表可能な項目の例としては，年齢，性別，診療経過，処置（手術）の内容・経過，事故発生時の状況，現在の容態等が

考えられます。ただし,公表可能な項目であっても,患者・家族(遺族)が望まない場合は絶対公表すべきでないことは当然なことです。

　また,作成上最も注意すべき点は,発生した事故は「医療ミス」なのか「事故」なのか,正確に用語を使い分ける必要があります。メディアが最も関心を持つのは,「医療ミス」であり,不用意に「ミス」という文言を使用すると「ミス＝過失(過誤)」と結びつけられ,執拗な追求を受けることになるからです。明らかに医療ミスと認められない場合には,「事故」「エラー」「アクシデント」というような文言を使うようにすることです。また,医学用語は同音異語や難解な用語もあり,口頭で話をしても漢字が浮かばないこともあります。内容の正確さ及び時間の節約のためにも難解な用語にはルビを振り,適宜図を用いたりして門外漢の方でも理解することができるよう作成することが大事です。

3．プレスリリース後のマスコミ対応について

　記者会見を行わずに大きな医療事故や逆に社会から非常に関心を持たれている医療情報を報道機関に,プレスリリース後に内容について確認の問い合わせが入ることになります。場合によっては,短時間のうちに慌ただしい問い合わせが殺到することになります。そして真っ先に聞かれることは,記者会見を開かないのかどうかです。開く予定がないと判ると

第2章　医療事故と報道機関・報道記者

矢継ぎ早に質問を投げ掛けてくることになります。そしてもっとも聞きたいことが「医療ミス」なのかどうかという質問です。社会的に影響が大きければ大きい程，数多くの報道機関から問い合わせが殺到します。そのためには担当部署の職員には事前にマスコミに流す情報を説明し，予想される質問には想定問答を作成し，誰が対応しても異なる回答とならないように周知徹底しておく必要があります。矢継ぎ早に質問を浴びせられると，対応に四苦八苦しがちになり，答えなくてもよいこと迄口車に乗り，うっかり話そうものならそこを突破口にどんどん攻め込まれて窮地に追い込まれてしまう結果となります。不用意な発言は慎むことは勿論のこと，回答に苦慮した場合は上司に速やかに代わり対応する必要があります。入れ替わり立ち代り報道各社の対応で定常業務は滞り，担当職員は殺気立ち，相当のストレスが溜まる状況となります。対応次第では，記者会の幹事会社に押し切られ，とうとう記者会見を開くはめになってしまう場合もあります。それだったら，最初から記者会見で報告することを想定して院内で検討すべきです。社会的な影響あるいは関心度の高い事件程，記者会見を開いて説明した方が一度で済むこと，電話対応と異なり対応する職員で微妙なニュアンスで報道機関の受け止め方が異なるなどの問題が解消されます。公表すべき事件が発生した場合には，社会的にどの程度影響を及ぼすか十分院内で検討し，文書による報告とするのか記者会見で

報告するのか見極めることが肝心です。

12. プライバシーの侵害

1．プライバシーとは何ぞや

　ここ数年とみに「プライバシー」という言葉が多用されてきたように思います。特に，各企業から個人情報データが流出する事故が相次ぐ状況に至ってから大きな社会問題になってきました。医療機関も患者の個人情報を扱うことから，プライバシーに関しては一般企業に劣らず厳重管理を求められています。また，多発する医療事故の際の記者会見や報道発表に際しても，メディアから詳細な説明を求められるところですが，メディアの知りたい肝心な箇所については「プライバシーに関わる事項につき，申し上げることはできない」ということで，肩透かしを食ったメディアからは隠蔽しているのではという疑いを掛けられることもしばしば生じます。そもそも「プライバシー」とは一体何なのか，この件に関して平成元年12月27日大阪地裁で「エイズ・プライバシー事件」の判決がなされ，その判決において次のように定義づけています。「他人に知られたくない私的な事柄をみだりに公表されない利益が，プライバシーの権利として一定の法的保護を与えることは，多言を要しないが，このように法的保護を与えられる私生活上の事柄とは，一般人に未だ知られておら

ず，公表されれば私生活上の事実又はそれらしく受け取られるおそれのある事柄で，一般人の感受性を基準にして，当該私人なら公開を欲しないであろうと認められるものであることが必要であると解される」(抜粋)。

2．プライバシー保護と憲法

プライバシーについて憲法では，はっきり規定していません。しかし，憲法第13条の「幸福追求に対する国民の権利」すなわち「幸福追求権」にプライバシー権の保障も含まれていると解釈されています。憲法は社会生活を送っていくうえで幸福を追求する権利を保障しているが，個人の利益も人権として保護される必要があることから，第13条により保障しようとなった。プライバシー権や肖像権，名誉権などは新しい人権と呼ばれ，これらは第13条により保障されていると解釈されています。「プライバシー」は通常「秘密」とか「私生活」などと翻訳されているが，一般的には「他者から触れられない自由（身体に関するプライバシー，例：個人の病歴や健康状態，身体的特徴等）」，「個人に関する情報の秘密保持と匿名性（情報に関するプライバシー，例：戸籍や前科）」，「私生活を形成する個人的な事柄に関する自律的な選択（決定に関するプライバシー）」などに分類されます。

3．医療機関とプライバシー

　先日，筆者の愚妻が具合を悪くしたため，最寄りの大学病院へ受診することになり付き添って出かけたことがありました。その時びっくりした光景を目にしたので紹介します。受診当日初診受付を済ませ，待合室で待っていると，看護師が待合室で待っている患者の氏名を呼んでおり，返事をした患者の側に行き何をするかと思いきや，来院目的や現在の症状，既往歴などを周囲に人（待合室に何十人といるにもかかわらず）がいるのも関係なく聞き取り始めました。これにはさすが筆者も驚き，後日病院の投書箱に要検討すべきという意見を申し入れました。その後，受診していないので状況が変わったかどうか確認していませんが，同様の対応を行っている医療機関もあるのではないでしょうか。その大学病院は玄関に「患者本位の診療」という理念を掲げており，実態と理念が相当かけ離れていることを院長は全く気にしていないのでしょうか。実態の伴わない理念など掲げないでほしいものです。ましてや，知り合いの方も受診している可能性もあるし，全く患者のプライバシーを無視していること自体許せない行為であることをその病院に働く従事者は認識すべきです。

4．求められる医療機関の対応

　医療機関に著名人が入院したり，医療事故が発生した場合に，メディアがよく言う「知る権利」を盾に報道する義務が

あることを強調し，情報収集しようと必死になって医療機関に食い下がろうとしますが，医療機関には守秘義務規定があり患者個人の情報をむやみやたらに公開することができないこと，公開するに当たっては事前に患者本人の同意を得たうえでなければ絶対公開できないことを医療従事者は肝に銘じるべきです。また，前述のようなプライバシーの配慮に全く欠けた医療機関にあっては，早急に改善を求められることになるでしょう。最後に，刑法第134条でいう「人の秘密」の「人」とは生存している人を意味していること，したがって既に死亡している人の秘密を公表しても罪には問われないことになります。ただし，死者の秘密を公表することで，家族に影響を及ぼす場合には家族のプライバシー侵害となるおそれが考えられることから，ケースバイケースで対応することが望まれます。

5．プライバシーの類型

　プライバシーの侵害について，我が国の裁判史上法律上の権利として認めたのは，今から約40年前であり，当時の判決では，プライバシー権を「私生活をみだりに公開されないという法的保障ないし権利」と述べています。プライバシー権発祥の地米国では1890年に発表されたプライバシーの権利という論文が原典となっています。その後，判例や立法による保護を受け，次第に一般に受け入れられるようになりまし

た。しかし，権利の内容が多義的・不明確になる傾向があったことから，1960年にプロッサー教授が四類型に区分しました。その類型とは，①他人の干渉を受けずに隔離された私生活を送っているのに侵入したこと（私的事項への侵入），②他人に知られたくない事実を公表されたこと（私的事項の公開），③ある事実が公表されて他人の目に誤った印象を与えたこと（自己の真姿への侵害），④氏名や肖像などが他人によってその利益のために利用されたこと（私的事項の不正利用），の四つです。この中で，④は肖像権あるいはパブリシティ権といわれています。最近のプライバシー権の概念としては「個人が自己の情報をコントロールする権利」とされ，より積極的な権利へと展開しています。

6．医療における個人情報

医師が診療上知り得た患者の秘密を守ることは，ヒポクラテスの誓いにも職業規範として明記されており，医療従事者の秘密保持規定は刑法を始めとする各種法律で定められています。医療は元来患者の健康上の問題を，医師と協力して解決する試みであり，患者個人のプライバシーと深く関わりがあるとともに，医療に関わる患者情報は他と比較にならないくらい数多くあります。思いつくまま挙げてみると，患者氏名，生年月日，年齢，性別，住所，電話番号等の個人識別情報，勤務先，家族関係，職業，保険情報，受診歴，嗜好品，

家族歴,既往歴等々。この他にも出産に関する情報,検査関係情報,血縁関係情報など患者個人に関する全ての情報が医療情報として医療機関には記録・保管されています。これらの医療情報を元にして患者の診療に役立て,治療計画のもと適切な治療を行っているのです。医療における患者個人情報は治療を行う上で必要な情報であり,その情報のもとで治療を行うのであって,それゆえ患者自身も治療以外に情報が使用されるとは考えていないし,患者自身の治療に必要なればこそ提供するのです。場合によっては配偶者や家族さえ知らない情報を治療のために打ち明けることもあります。したがって,医療に関係ないところで患者の個人情報を使用することはもっての他であり,やむを得ず使用する場合には必ず患者自身の承諾を必要とします。

7. プライバシー侵害とならない場合

　医療事故関連の事件が発生すると問い合わせや報道記者が駆けつけたりして,事件のことを根掘り葉掘り聞き出そうとします。医療機関側においても時代の流れで極力情報公開したいと考えますが,そこは医療機関および医療従事者に対する秘密保持の規定があることからあらゆる質問に答えることは難しい。さりとて曖昧な表現や回答拒否の姿勢を見せようものなら何か隠しているという印象を与えかねない状況となり,決してメディアにいい印象を与えることはありません。

医療機関だけに関する情報であれば公開することはやぶさかではないのですが,ことは患者の個人情報だけに簡単には応じられません。それではプライバシー侵害とならない場合とはどういう場合かというと,患者の承諾(同意)と正当行為の場合です。したがって,このいずれかの場合にはプライバシーの侵害とはならないのです。患者情報の場合には,公開に先立ち必ず公開して差し支えない項目を明示してもらい,文書で取り交わすことが必要です。なぜなら,口頭で取り交わした場合に「言った」「言わない」という問題が生ずる場合もあるし,患者によっては公表して差し支えない内容が異なる場合もある為です。

8. 医療機関としての責務

医師は日々多くの患者を相手にしており病を持った患者の診察が業務であり,来院された患者を数分刻みで診察するというある意味では事務的な対応となります。しかし,患者にとっては健康ならば決して足を向けることはない。体調を崩し,どうしようもなくなって初めて受診するのです。だから診察する迄は不安と心配で気の休まる状態ではありません。患者にとっては医師との出会いは一期一会なのです。いい医師に巡り会いたい,親身になって診察してくれる医師であってほしいと願いながら来院するのです。ここ数年医療を取り巻く環境が厳しくなって来たことから,患者本位の診療を謳

い文句にする医療機関も増えてきましたが，標榜する理念と実態がかけ離れている医療機関も多々存在することも事実です。また，古き良き時代を過ごしたパターナリズムの医師もまだまだ在籍しており，時代が変わったことすら認識できないで旧態然とした患者対応を行っていることも事実です。このような医師は今の社会から引退願いたいところです。患者が医療に何を求め，何を願うのか真摯に受け止め，最善の治療を施すのが医師の務めであることを心得ることが大事なのです。医学部教育で行われる臨床実習の一環の医療面接試験における模擬患者役として長年従事してきて，昨今の学生ならびに臨床研修医と接してきた感想を記した東京SP研究会の佐伯晴子氏著書「あなたの患者になりたい」（発行　医学書院）は，患者の気持ちが手に取るように感じられ全医師必読と言ってもいいくらいの著書です。

【関係条文】

・憲法第13条

　　すべて国民は，個人として尊重される。生命，自由及び幸福追求に対する国民の権利については，公共の福祉に反しない限り，立法その他の国政の上で，最大の尊重を必要とする。

・刑法第134条（秘密漏示）

　　医師，薬剤師，医薬品販売業者，助産師，弁護士，弁護

人，公証人又はこれらの職にあった者が，正当な理由がないのに，その業務上取り扱ったことについて知り得た人の秘密を漏らしたときは，6ヶ月以下の懲役又は10万円以下の罰金に処する。

【参考文献】
・伊藤真の憲法入門（第3版）　株式会社　日本評論社　発行
・はじめての憲法学　株式会社　三省堂　発行
・いちばんやさしい憲法入門　株式会社　有斐閣　発行
・名誉・プライバシー保護関係訴訟法　株式会社　青林書院　発行
・名誉毀損　平山信一著　自由国民社　発行
・医療の個人情報保護とセキュリティ　株式会社　有斐閣　発行

第3章

記者会見と記者

13-1. 記者会見 —記者会見は本当に必要か—

1．本当に記者会見は行わなければならないのか

　医療事故はいつ，どの医療機関で起こってもおかしくないと言ってもいい。したがって，自分のところでは全く関係ないと他人事のように言っていられる状況ではありません。だからと言って，医療事故が発生したつど記者会見を行わなければならないかと言うと決してそうではありません。しかし，リスクマネジメント講習会やシンポジウムなどに参加すると，講演者の弁護士やコンサルタントの方々が決まって言うことは「医療事故発生の際は，記者会見を開いたほうがよい」という言葉です。なぜなら，大々的に報道されるが，報道記者への説明も1回で済むからです」という理由を必ず説明します。筆者はこの発言に当初から疑問を抱いており，「医療事故＝記者会見」という構図は，実は講演者である弁護士

やコンサルタントが吹聴しているためではないかと思うのです。確かに,医療事故発生の際にマスコミが大挙押し寄せてきた場合や,記者会から記者会見開催の要請を受けることはありますが,要請があったからと言って必ずしも開かなければならないという理由は全くないのです。記者会見の意義について,東京地裁の平成17.3.14判決で次のように述べている。「…,そもそも記者会見等は,報道関係者等に対する積極的な情報提供を目的としてなされるものであり,訴訟を遂行する上で必要不可欠な行為とはいえない…」つまり,記者会見は単なる「報道関係者等に対する積極的な情報提供を目的としている」に過ぎないということであり,情報提供が必要と判断したなら記者会見に変わる方法で情報提供しても何等非難を浴びることはないということです。

2．記者会見を開かなかった病院

ここで,一つ報道機関からの執拗な記者会見開催の要請を受けながらも,それを断り個々の報道機関の記者と取材対応した医療機関の例を紹介します。

この病院の理事長は常日頃医療事故に関する医師や医学教育のあり方を非難したり提言する発言や,多くの医療事故の分析を行ってきました。その病院で薬剤の誤投与事故が発生し訴訟に発展した件につき,報道機関の1社が嗅ぎ付けTV報道された直後から矢継ぎ早に報道機関各社から問い合わせ

が入り記者会見開催の要求を受けましたが，病院側は①事故の経過を誤解なく報道してもらいたいこと　②事故原因を公開し他医療機関にも役立てたいこと　③理事長が従来主張してきた医療事故に対する考えを実行した結果訴訟となったこと及び対応を理解していただき批判や意見をうけるのが当該病院の責任であること，等の理由により記者会見は行わず取材の申し込みのあった報道機関各社個別に面会して説明を行いました。したがって，電話取材の申し込みもありましたが，前述の理由により断り直接面談により説明を行ったということでした。直接取材は夕方から深夜に及びましたが，追加説明の求めがあればいつでも応じる旨の約束をするも，以降の報道機関各社より問い合わせは全くないということでした。

3．医療事故発生時の病院のポリシーの確立

　前述の通り，あえて記者会見を開かず直接取材で対応した病院もあるということ，必ずしも医療訴訟担当の弁護士やコンサルタントの言うことを聞く必要がないことを悟ることです。次項に述べますが簡単に「記者会見を開いて謝罪すべし」と言われても，会見に臨むのは院長他病院職員であり，会見に不慣れな人が百戦錬磨の記者を相手に平常心で受け答えできるかと言ったら，無理な話です。

　その点，直接取材の場合はある程度落ち着きを払って対応可能となります。双方のメリット及びデメリットを検討し，

当院として医療事故が発生した場合、事故の大きさ、社会的な影響度等々を勘案し、記者会見か直接取材か判断すべきということになります。

4．記者会見ならびに電話取材のメリット・デメリット

	記者会見	電話取材
メリット	①1回で済む ②記者も十分質問でき納得する ③批判報道への拡大防止となる	①資料をもとに冷静な対応が可能 ②何回でも対応が可能
デメリット	①冷静さの維持が困難 ②会場の設営等の準備が大変 ③失言が出る可能性もある	①言葉使いや用語の聞き違いで、正確性に欠け、誤報を招く恐れあり ②締め切り時間の関係で、取材を急がされる場合もある ③1社毎の取材となり、同じ内容の説明を長時間行うことになる ④対応する職員が複数の場合、受け答えのニュアンスが変わる場合がある

【参考資料】
・損害賠償等請求事件　東京地裁平15(ワ)4783号（平17.3.14民42部判決）

「某大学病院の医師が患者に対するセクシャル・ハラスメ

ント等を理由として損害賠償請求を提起された訴訟で，患者側代理人(弁護士)が訴状の写しを新聞記者に配布するなどして記者会見を開催したことが名誉毀損として認められた事件」

・記者会見を開かなかった病院

　9ヶ月の女児に通常量の5倍の気管支拡張剤を点滴し重度の痙攣状態となり，転院先の病院で3ヵ月後に死亡に至ったという医療事故で，事故の経過，原因責任についての争点はなかったが，事故の経過を誤解なく報道してほしいとの理由で各社に対して趣旨説明を行った。

13-2. 記者会見—会見決定〜会見開始直前まで—

1．記者会見を開かなければならない時

　前項で「記者会見は本当に必要か」と題して解説してきましたが，医療機関の判断で記者会見を開くことを決定した場合に会見開始までどのような手順で準備をすすめたらよいのかを説明しておきます。今後何等かの医療事故や社会から非常に関心を持たれている医療情報を報道機関に知らせることになった場合に記者会見を開く際の参考として下さい。

　特に医療事故が発生した場合にはタイミングを見計らって知らせないと患者および家族から（場合によっては職員から）リークされ，その後の対応が後手後手に回り医療機関側が窮地に追い込まれる可能性が大きくなることも予想されま

す。そのためにも，事故発生後，患者・家族への説明等の対応を優先することは勿論のこと，警察への届出，監督官庁への報告等々速やかに行うとともに，報道機関への公表可否，公表するとすれば文書か記者会見のいずれかを決定することになります。ここでタイミングを逃すと先に報道機関に知れ渡り医療機関側が非難を浴びた例は，過去いくつもありますし，新聞紙上やテレビ等で報道されたケースもあります。決定が遅くなればなる程，公表が遅れた理由を求められますし，隠蔽を疑われる場合もあり決していいイメージを与えることはなくむしろ，大きなダメージを被る結果となります。頑として記者会見を開かずかつ個々の報道機関と丁重に対応するということであればそれもけっこうですが，スクープされる前に記者会見を行うことが大事なことであり，法的責任より道義的・倫理的責任を重視して会見に応じるという姿勢で臨んでも差し支えないのです。要は大事なのは医療機関としてのポリシーです。

2．会見までにやっておくこと

　当然のことながら，医療事故においては事前に患者・家族（遺族）の同意を必ず得ておく必要があります。なぜ公表するのか，その理由，公表の仕方，公表時期，公表する内容など必ず同意を得ておかなければなりません（内容に関しては「11．報道機関配布用資料」で説明）。同意を得たうえで早速

第3章　記者会見と記者

記者会見用のステートメントを作成することになりますが，作成する際に注意すべきことは，文章は全て「です・ます」調であること，医療ミスと発表時点まで確認できない場合には「ミス」という言葉は使用しないことです。一方，報道機関用の資料も併行して作成する必要があります。（内容に関しては「11．報道機関配布用資料」で説明）。また，記者会見を行う旨の連絡を記者クラブにしなければなりません。記者クラブは全国の県庁および市役所，各省庁に設けられており，メディアのなかで順番で当番幹事となり運営されています。したがって，官公庁に電話を入れれば記者クラブに継ないでくれます。新聞社の場合は朝刊・夕刊の締め切り時間もありますし，テレビ局なら昼や夜のニュース時間に間に合うような時間設定をある程度考慮して記者会見時間を設定する必要があります。記者クラブへの連絡は通常会見開始2～3時間前にファックスで連絡すれば間に合います。その際，会見場オープンは会見1時間前という案内にして，状況をみて開場を早めるなど臨機応変に対応することになります。また，記者クラブへの案内文書には，「取材に際しては，カメラ記者・ペン記者共に「自社腕章」を」着用，そして身分証明書（記者証等）を携行，入場の際は名刺を預かる旨を一言添えることで，関係ない方の排除が可能となります（参考例参照）。

3．記者会見会場の設営

 一通りメディアへの連絡が済んだところで，院内においては記者会見場を確保する必要があります。特に，医療事故の記者会見は突発に行われることから既に予約されている会議を変更させてまで会議室を確保しなければなりません。そのために，院内関係部署との調整も必要となります。記者およびカメラマンそしてカメラ機材を運び込むとなると，ある程度の広さの会場確保が必要となってきます。開場までにやるべきことは，会場入り口の案内掲示，受付台，会見台，司会席，会見台全面に張り出す説明者の役職名と氏名を明記した張り紙等々の用意です。

4．その他やっておくべきこと

 医療機関に映像関係の部署があれば，事前に記者会見の模様を一部始終記録することも可能ですが，映像関係の部署がなければ会見模様を記録しておくために会見者の席に録音機を設置することを忘れてはなりません。そして会見席には布などを掛け足元を記者に見えないようにすることも必要です。会見者によっては，武者震いや貧乏揺すりをする場合もあり，そのような状態を撮影され，へんなコメントで記事にされる可能性もあるからです。また，会場に入場する際の受付においては最低2名を配置し，必ず名刺を預かること，もし忘れてきた記者がいた場合にはノートを用紙し，そこに記

入してもらうようにします。特に気をつけたいのはフリージャーナリストの扱いです。記者クラブに未加入でありながらどこからか情報を入手して取材に駆けつけるフリージャーナリストは1人や2人はいます。基本的には，記者クラブ未加入を理由に取材拒否する必要もないし，入場を断る理由もありません。なぜなら，隠す情報もないし，逆に断って何等かの形で評価を貶める記事を書かれては堪らないからです。名刺だけは必ず預かることです。社会的に関心の持たれる事故の場合には早くから記者が詰めかけ，カメラアングルの最もいい場所からカメラを設置し始めますが，ある程度医療機関側で場所を指定しておかないと，会見席に近い場所に設置したり，会見席の横にカメラを構えたりする場合もあるので職員が事前に会場で記者に指示する必要があります。

　最後に，院内の職員に要請し記録と状況を残す意味から，カメラ1台場合によっては2台を設置し撮影することです。特に1台の場合は医療機関側の説明の場合は院長等の顔が映る位置から，質疑応答の場合は質問する記者の顔が映る位置から撮影します。それは，記者の中には本当に記者らしからぬ言葉で質問したり，ふてくされた態度で質問したりする記者もいるからです。それらの記者を牽制する意味においても院内カメラによる撮影をお勧めします。

《参考例》

〒 190-6000　東西区山川町 10 番 10 号
tel　03-3000-8000　内線 3000・3001
fax　03-5000-7000

医療法人　○○○○会
△□病院　総務課

FAX

送付先:	厚生労働省記者クラブ　幹事社	発信元:	院長　○○○○
	○○新聞社　殿		
FAX 番号:		送付枚数:	全 3 枚
電話番号:		日付:	平成○○年○月○日
件名:	記者会見のお知らせについて	配布先:	

□至急！　□ご参考まで　□ご確認ください　□ご返信ください　□ご回覧ください

いつも大変お世話になっております。

先程、お電話にてご連絡いたしました記者会見のお知らせについて、ご案内致しましたのでご査収願います。

お手数をおかけいたしますが、関係各社にお知らせをお願い致します。

以上

第3章 記者会見と記者

《参考例》

記者会見のお知らせ

　　　　　　　　　　　　　　　　　　　　　　　△口病院
　　　　　　　　　　　　　　　　　　　　　　　院長　○○

○月○日午後○時○分に、カテーテル挿入後患者様が急死した事故につきまして、下記日時に記者会見を開催いたしますのでお知らせします。

記

　　日　時　：　平成○○年○月○日（○）
　　　　　　　　午後○時～○時○分

　　場　所　：　当院　○号館○階　大会議室
　　　　　　　　〈開場時間は○時○分を予定しております〉
　　　　　　　　（別紙地図参照）

※取材に際しては、カメラ記者・ペン記者共に「自社腕章」を着用して下さい。
　また、身分証明書（記者証等）を携行願います。

この件に関するお問い合わせは、△口病院　総務課（Tel. 3-3000-8000 内線.3000.3001）までお願いします。

　　　　　　　　　　　　　　　　　　　　　　　　　　　　　以上

13-3. 記者会見 ―記者会見開始～終了まで―

1. さぁ～会見が始まった

　医療機関側から発信すべきコメントは次の5項目です。①謝罪表明：事故の理由如何を問わずまずお詫びの姿勢を示すこと，②原因究明：事故の原因究明に着手した旨の意思表示を示すこと，③現状説明：会見時点での知り得た情報を報告すること，④再発防止：事故調査委員会を設置したなどの具体的な防止・改善策を示すこと，⑤責任表明：事故に対する責任所在を明らかにすること，の5項目を筋道立てて説明することになります。具体的には，まず起立して院長・副院長等が患者・家族に対しての謝罪コメントを説明し記者団に向かい深々と謝罪すること（この場合個々に頭を下げるのではなく，一斉にさげるようにする。見た目にばらばらではみっともなく映るため），そして着席して事故が生じたこと，事故に至るまでの経過説明文，再び患者・家族に対しての謝罪コメントで締め括り，その後質疑応答に入ることになります。

2. 記者への説明と質疑応答

　記者会見においては緊張の連続でフラッシュや会場の雰囲気で汗が滲み出るが，汗を拭くタイミングも見計らわないと，カメラマンはここぞとばかりシャッターチャンスを狙い，「ハンカチを当てて目頭を押さえて謝罪会見」といった

ような記事にされかねないからです。説明は一語一語ゆっくり丁寧に言葉を噛みしめながら話ように心がけることです。特に，医学用語は話し言葉になると，どういう意味か瞬時に理解できないものもあり，その場合には用語の説明も付け加える必要があります。机の上には不必要な資料（例えば想定問答集や極秘資料等）は置かないこと，記者やカメラマンに覗き込まれたり，記者会見終了後詰め寄られた場合に後々問題になるからです。背筋を伸ばし，間違っても両足を組むことのないようにして正面を見据えて誠実な印象を与えることを心がけることです。説明が終了して，質疑応答で真っ先に聞かれることは「医療ミス」なのかどうかという質問です。医療ミスと認めれば「黒」であり，最善を尽くしたが残念な結果となってしまったというのであれば「白」であり，医療上問題があった（可能性がある場合も含む）ということであれば「灰色」ということになります。多忙な記者とすれば，そのいずれかなのか記者会見で聞きたいのです。質問は多方面から多角的にしかも矢継ぎ早に浴びせられますが，聞き取りにくい内容や，回答に考える時間が必要と思われる質問に対しては，聞き返すことも有効です。間違っても，会見中は同席の隣の方に耳打ちしないこと，コソコソ打ち合わせをして記者にその場面を写真に撮られかねないからです。最後に医療事故の社会的・道義的・管理責任を問う質問がなされるが，「現段階では原因究明と再発防止策に全力を尽くします

が，因果関係が明らかになった段階で考えねばならないと思っております」というようなコメントが必要と思われます。また患者・家族に対する損害賠償を問われた場合には「因果関係が明らかになった段階で，当然のことながら当院として最大の誠意を尽くさせていただきます」という発言になろうかと思います。質疑応答は時間を区切らないと延々と行われる可能性があることから，当初の会見終了時間間際となった場合には，司会進行係が「後1～2問で終了とします」と言って質問を受け，それが終わった段階で「本日の会見はこの辺で終了とさせていただきます」といって切り上げ，会見者を速やかに退場させることです。この場合にも記者に質問攻めに遭わないように，退席させるように考慮する必要があります。特に気をつけなければならないことは，会見の終了前で退席させることは絶対させてはいけないし，記者の質問を遮断し，早々に会見を終了させることも記者団から後々折々非難を浴びせられる結果となることを覚悟しなければなりません。

3．記者会見での注意事項

「記者会見は口頭試問の場であり，試験官の心理を心得ることである」と言う危機管理の専門家がいますが，まさしくその通りです。記者会見場には大勢の記者が押し寄せ，集中的に質問が浴びせられ，例え想定問答を何回となくシミュ

レーションしても，実際の会見においては全く予期せぬ質問や意地悪な質問等々が飛び交い終始感情的にならず冷静沈着に対応すべきであると言ってもできるものではありません。そこに百戦錬磨の記者の特性を垣間見ることができます。会見者が煮え切らない発言を繰り返せば切り込み，逃げの発言を察知すれば追い，隠す言動があると暴こうとするのです。また，医療機関側が極力避けたい質問ほど記者は畳み掛けてくるし，挑発質問や意地悪質問を浴びせ本音を会見者から引き出そうとするのです。記者は長年の経験と感で，「嘘」と「ごまかし」を見破る鋭い特性をもっています。記者を侮ってはいけないということを肝に銘じることです。筆者も感じたことですが，医学に素人と思って受け答えしていると，記者のなかには長年の記者生活で身に付けた相当な医学知識を有する方もいて，専門的な医学用語を駆使して質問している光景を何回となく目にしています。大きな事件になればなる程，多方面から多様な質問を鋭い切り口で質問されることを十分心得ておくことです。逆に言えば，会見の席上で言えることと，言えないことを明確にしておく必要があります。そして言えないことは「その質問については，回答を差し控えさせていただきます。」と言うか，わからない場合には「現在調査中です。」とか「現在不明です。」というようにはっきりと言うことです。院長に質問を受けた場合に，院長自ら回答しかねる時は，「この件については副院長からお答え致し

ます。」と言う様に，臨機応変にそれぞれの立場から回答させることも大事なことです。

13-4. 記者会見—その他の注意事項—

1．予備知識

本稿では，今まで説明してきていない記者会見における諸注意事項を説明します。その前に記者に対する説明の仕方には「記者会見」「記者発表会」「記者説明会」があります。医療事故や事件が起きた時に開く緊急会見は「記者会見」といいます。病院新築発表や新治療法発見などの会見を行う場合は「記者発表会」といい，日時を指定しての開催で，特に緊急性を要しない時に行います。医療の現状など特段目新しい情報ではないが，報道機関に情報提供したいという場合には「記者説明会」といいます。これらの違い，使い分けも知識として覚えておくことが大事です。会見日時が決定した場合には，事前に下見すること，特にマイク等の音響機器については電源のオン・オフの確認，必要本数の有無，音量・照明器具の調整には念には念を入れて確認しておく必要があります。いざ開始となってマイクのスイッチが入っていないというアクシデントもよく発生するからです。また，会場は院内において極力一番大きな会議室を用意することです。仮に予約されていたとしても，緊急性を要するとして最優先の使用

を認めることです。狭い会場での会見は，それだけで記者から不評を買うこと間違いありません。会場がどうしても用意できない場合には記者会の会場を使用する手もありますが，敵陣に出向いての記者会見では落ち着かない状況も考えられることから筆者としては，自院の大きな会議室を使用することをお勧めします。

2．記者の手口を心得よ

　百戦錬磨の記者を相手に質疑応答を行う院長や副院長にとって，記者の質問についつい引っかかり，回答しなくてもいい受け答えをしてしまうことがあります。そのいくつかを紹介すると，例えば，質問に対して答えていると記者から「つまり～ということですね」という言い換えをされる場合があります。要するに，記者が記事にまとめる方向に回答を引き出す狙いがあります。また誘導質問によって記者のひき出したい結論に導き出すために使われる場合もあります。その他，カマかけ，二者択一，煽りと言ったことで会見者から記者の都合のいい発言を引き出す方策に引っかからないことです。そのためには，質問した記者に再度ゆっくり質問をさせることも回答を考える余裕ができて有効です。また，怒りを買うような質問を切り出し，その誘いに乗って不用意な発言をしてしまうこともあるので極力冷静な態度で臨むことです。このような扇動するような記者に対しては，記者会見の

取材趣旨を確認させ，質問を変更させるか，最悪の場合には退席させることも考慮する必要があります。

3．謝罪表明とその後の訴訟に与える影響

　仮に医療機関に非がなくても何等かの事由で重大な障害又は死に至った場合には，法的責任はなくても道義的・社会的責任により謝罪することです。記者会見とは患者・遺族そして社会に対するお詫びであり謝罪したことで法的責任を問われることはありません。法律専門家の中にはマスコミに謝罪すると公判において不利になると説明する方もいますが，公判では事実関係の積み重ねによって判決を下すことから謝罪とは一切関係ありません。損保会社でも数年前迄は安易な謝罪を戒めるように研修会等で指導してきて，そのなごりが残っているものと思われます。しかし時代が変遷し旧来の対応では患者・家族の納得が得られない状況になってきたことから，まずは謝罪しないことには補償問題等の話しが進まないという認識に至っています。最近の傾向として謝罪表明することで示談となるケースが多く，その手順を踏まないと訴訟に至るケースが増加しています。「あの時，医師のお詫びの一言があれば訴訟はするつもりはなかった。」という話を患者・遺族から聞きますが，医療機関にとって訴訟は極力避けるべきです。マスコミから被告人扱いとされ非難されるより，損害賠償の支払いで示談で済ませた方がベターです。謝

罪するかしないかが，事件を終息するか拡大するかの分かれ道となります。

4．記者会見の目的と効用

平成16年3月に開催された東京都主催の「平成15年度病院管理講習会」において東京都の医療安全課長が東京都の決定事項ではないとしながらも，「公表の目的」「公表の考え方」を明らかにしているので紹介します。まず，公表の目的として，事故に対する謝罪，類似事故への警鐘，危機に対する組織防衛，大学病院や公的病院の場合の社会的責任の4項目を挙げています。そして公表の考え方として，公表は患者・家族の意向を尊重するのが原則であり，発生した事故が医療機関側に重大な管理上の責任がある場合（医療機関側の責任）か，他医療機関への警鐘事例である場合には公表を原則考えること，但し，個人の責任（治療行為や判断・診断等によるもの）による事故は必ずしも積極的な公表はしなくてもよいとしています。その理由として，個人の責任の場合はミスを認めにくくなり，隠蔽につながる可能性があること，公表しても事実経過のみの公表となり個人の責任については警察の捜査中というコメントしか説明できなく，警鐘事例でない限り公表してもあまり意味がないことを挙げています。

しかし，社会全体が厳しい目で今の医療界を見つめるなか，仮に個人の責任による事故であっても報道機関が情報を

収集し結果的に事故が発覚してしまって隠蔽体質と社会的責任を問われた場合を考慮すると，必ずしも積極的な公表はしなくてもよいと言うこともいえないと考えるのは筆者だけでしょうか。

13-5. 記者会見—記者会見の司会進行手順例—

1．基本的な進行スケジュール

ここで，記者会見を行う際の基本的な進行スケジュールを紹介します。

```
14：00  記者受付開始
        ・2名配置：記者からの名刺預かりと資料配布
          ※カメラマンなど既に多数来訪の場合は受付
            時間を繰り上げる
15：00  記者会見の開始
        ・列席者の入場（開始直前に入場する）
          ※謝罪会見の場合は、起立したままの状態
        ・司会者から「お待たせいたしました。ただい
          まから○日に起こりました患者○○様のカ
          テーテル挿入後急死につきまして、記者会見
          を始めさせていただきます。列席者の紹介を
          させていただきます。左側から副院長の○、
```

院長の○、看護部長の○です。
初めに、院長の○より今回の事故についてお詫びと状況についてご報告申し上げます。」

15：05　院長お詫びの後、列席者全員で深々と頭を下げます。
・着席して、事故の概況を報告。(〜約20分程度)

15：30　質疑応答
・司会者から「それでは、これより質疑応答に移らせていただきます。ご質問のある方は、挙手をお願いします。こちらからマイクをお持ちしますので、マイクをお使いになってご質問下さい。その際、恐縮ですが御社名とお名前を仰ってから質問願います。
※意地悪な質問や関係ない質問の場合には、司会者は「本件とは関係ないと思われますので、次の質問を受けたいと思います」などと言って質問をかわすようにします。

16：00　終了時間が迫ってきた場合
・司会者から「終了予定時刻が迫ってきましたので、後1〜2問質問お受けしたいと存じます。」挙手により質問を受けます。

16：10　終了の挨拶
・司会者から「このへんで、本日の記者会見を終了させていただきます。」

> ※会見終了と同時に、質問できなかった項目を聞き出すために記者がなだれ込む場合がある。これは「ぶらさがり」と言って、回答者と記者が立ったまま質疑応答するというやり方です。これに捕まると20〜30分取り囲まれ取材に応じなければならないことになります。それを防止する為にも列席者側から出られる出口を用意することが肝心なのです。

2．重要な役割を担う司会進行者

　記者会見の場においては，司会進行役が重要となってきます。それは百戦錬磨の記者の質問の中には意地悪や回答に窮地するような質問も多々浴びせられます。会見内容と相違する質問に対しては，本件とは関係ないとか回答を控えさせてもらうと言ったことでかわすことです。記者はなんとか列席者を怒らせ，焦らせ，動揺させて，不用意な発言や態度を取材しようとします。そのために意地の悪い質問等を浴びせるのです。列席者もテレビのライトを照らされ，かつ大勢の記者に囲まれる中の多方面から矢継ぎ早の質問に汗だくとなり回答することから余裕もなく，不用意な発言が出かねない状況となってきます。したがって，聞き取りにくい質問や早口の質問には，再度質問を促し反復するなどして時間を掛け，

ゆっくり回答することを心掛けることです。特に,司会進行役は列席者とは別な位置におり,質疑応答のやり取りを客観的に聴ける立場にいます。回答している列席者の状況を観察しつつ質問が横道に反れないように軌道修正しつつ進行する必要があります。

3．逃げの姿勢をみせない会見を行うべし

　以前,某大学病院において院長と2名の副院長が医療過誤について記者会見を行った時に,謝罪と簡単な経緯を説明した後で司直の手に委ねられていることを理由に一切質問を断り,会見を5分で打ち切ったことで信頼を裏切る記者会見ということで話題になったことがありました。会見は記者を通じた社会への謝罪と事実関係の公表の場であり,「逃げの姿勢＝隠蔽」との印象も与えかねません。何のために会見を行うのか十分肝に銘じ会見に臨むことです。

【参考文献】
・「会社を守る！もしものときのメディア対応」篠崎良一著
　オーエス出版㈱発行
・「マスコミとつき合う法」　伊藤寿男　㈱テーミス発行

13-6. 記者会見—記者会見の悪い例—

1．引き合いに出される記者会見

2007年（平成19年）1月10日に発覚した不二家の「消費期限切れの原材料使用事件」について、読者諸賢にも記憶が残っていると思われます。事件発覚、ずさんな製品管理や隠蔽体質など指摘され、独自の再建もななまらず3月期決算では営業損失が80億円となるなど、結局山崎製パンが買収し子会社となって再建をすすめている状況です。この事件は雪印乳業事件以来の社会に大きな衝撃を与えた事件であり、これだけ大きな事件となった経緯には、やはり記者会見のまずさもあったことを指摘するジャーナリストもいました。

では、何が不二家の記者会見が問題であったのか、以前参加した「広報対応セミナー」において某大手新聞社の社会部記者が「記者会見のここに注意」という内容の講演で、記者会見の悪い見本例として「不二家の記者会見」を取り上げていたので紹介します。

2．事件発覚から記者会見までの経緯

不二家の事件発覚は内部告発で明らかになりました。新聞社としては情報が入った時には翌日の紙面が固まった後で第一報が入り、当初ベタ記事扱いで構成する予定でいたとのこと。なぜなら、その時点で被害者がいなかった為、それ以上

大きくなるとは考えられず大きな記事になるとは思っていなかったといいます。しかし，翌日の記者会見で「発覚すると雪印乳業の二の舞になるということで，発表が遅れた。」という会社の対応が原因で，大きな記事扱いとなってしまい，その後記者会見の対応のまずさで傷口を拡げてしまいました。不二家としては，社長辞任の表明を行い事件の幕引きの記者会見であったはずですが，結局対応のまずさで再建の道をも困難としてしまったということでした。

では，記者会見でのどのような点が問題であったのでしょうか。

① 配布資料の内容がわからない。

　素人の記者によくわからない資料でした。また，質問に対する回答も専門用語を交えて説明するなど，何が重要で何を記者会見で伝えたいのか，何の為の記者会見なのか，2時間経過してやっと理解できた状況でした。

② 社員のプライバシーを楯に隠そうとしているように見えて，具体的な内容が聞けませんでした。

　記者の質問に対して社員のプライバシーを理由に回答拒否をするなどして，結局記者に悪い印象を与えてしまいました。

③ 社長が記者の質問に答えられない場面がいくつもありました。

　社長が回答できないという場面があり社長に対しての事

前説明不足がありました。それに代わって担当者に振っても社長を無視して「それには回答できません。」と言って質問に対して拒否するなど、会見に臨む事前準備、事前打ち合わせを全くしていない様子で、せっかくの幕引き会見であったにも関わらずその意味をなさない会見となってしまいました。

④　保健所への対応もきちんと応じていなかった為に、結果「敵」に回すことになってしまいました。

　保健所の調査に協力しなかった為に、マスコミに対して保健所が「調査に非協力的である。」「不審な点がある。」などの発表を流すなどで、本来マスコミの味方でない管轄の保健所までも敵にまわす結果となってしまいました。保健所に限らず管轄の役所は発表者側の味方であり、対応次第では敵に回してしまうこともあるのです。

3. 不二家の記者会見での教訓

①　発表内容についてきちんと責任を持って発表をすることです。

　責任の持てる情報なのか、参考情報なのか、現時点迄の情報なのか、今後調べる事項は何かをきちんと整理して説明することが重要です。

②　専門的な用語はきちんと説明すること。

　専門的な問題というのはきちんと説明しなければ正しく

報道できません。記者も何でも知り尽くしてはいないが正しい説明なのか、インチキな説明なのか、言い訳なのかは分かるので、誠実な説明することが大事です。記者はよく分からないところがあると、会見の翌日にその続報としてまた記事を書くということもあります。

③ 何でもプライバシーで説明拒否をしないこと。

安易にプライバシーということを持ち出すことはしない方よいでしょう。記者も普段からプライバシーについては仕事で扱っており、本当にプライバシーなのかどうか記者自身判断できる知識も十分有しているので、弁護士などに相談してどこまで説明が可能かどうか確認して発表することです。

④ 出席者の意思統一も必要である。

配布する資料の確認は勿論のこと、記者会見に出席する方々の事前打ち合わせを行い、出席者全員の意思統一を図ることが大事です。また、死亡に至った場合などには当然遺族に事前に承諾を得ておく必要があります。

【ベタ記事】

新聞紙面下部に並べられた記事の俗称で、主要でないニュースを載せる。活字が敷き詰められているところから「ベタ記事」と呼ばれる。

14. 想定問答集作成のすすめ

1．なぜ想定問答集が必要か

　記者会見を行わざるを得ない状況に至った時に，記者からの質問を想定した問答集を早急に作成することが求められます。まず，大多数の医師自身が在職中に記者会見を行い，記者の質問に対して受け答えする機会はほとんどないものと思われます。したがって，突然に医療事故が起こって記者が殺到し，やむに止まれず記者会見を行うことになった場合に，誰でも問題なく対応できるものではないし，事前の周到な準備なしで百戦錬磨の記者に太刀打ちできる程あまくはないのです。記者会見までの時間が有る無しに関わらず，記者が質問するだろう想定問題を考えて，それに対する回答を検討し記者会見に臨む必要があります。なぜ想定問答集が必要なのかというと，事前に質問事項を検討し，それに対する回答を考えだした時に，その回答が適切かつ誤解が生じないかどうか，回答内容から更に派生する質問事項がないかどうか検討できるからです。会見時間まで余裕がなくぶっつけ本番で記者会見に臨むということは極力ないようにしたいものです。

2．作成上の注意点

　それでは，どう言った点に注意して想定問答集を作成したらよいのでしょうか。事例にもよりますが，まずなにより考

えられる質問項目をたくさん抽出することです。そして1人では限りがありますので，関係部署の協力を得てより多くの質問項目を考えることです。そして，記者の立場になったらこういうことを聞きたいと思う項目を挙げることです。特に，医療機関側が回答しにくい質問項目をより多く考えることが大事です。ただ思いつくままに挙げるのではなく，事実経過，原因と背景，損害，責任，再発防止策の5項目順に5W1H（When.Where.Who.What.Why.How）まとめることです。あまりにも膨大な質問項目とそれに対する回答で想定問答集が分厚くなり，結局印象に残っていなかったなどと言うこともありますので，数枚程度の想定問答集に収めることです。そして，起こった事故の焦点となるべき事項が何かをまず考えることです。焦点を絞ることで自ずと想定質問も絞れるからです。想定質問の中に回答しにくい質問に対しては，「現時点では調査中です」とか「現段階で判明しているのはこれ迄です」とかで凌ぐことも考えることです。確証にないまま質問に受け答えして更に突っ込まれ墓穴を掘ることもあり得るからです。

3．想定問答の例

例えば，重症患者にモニターを装着していて，深夜に警告音を発していたにも関わらず，当直医師および看護師が全く気づかず，異常音に気づいた時には患者が既に死亡していた

という事態が生じたとします。本件に関して記者会見を実施することになった場合に，どのような質問が予想されるか。当然，記者からの質問を受ける前に医療機関側の事故経過説明および時系列にまとめた資料を記者に配布することから事故の概要は掌握することができますが，記者によっては再度質問を行い，医療機関側に回答を求めるといったようなやり方で本音を引き出すこともあります。前述の事例で想定される質問としては「当日の当直体制はどうなっていたのか」「当直体制に問題はなかったのか」「当直医師は何人で，専門科目は何か」「当直看護師は何人で，それぞれの事故発生時の役割分担はなんだったのか」「当直医師および看護師の経験年数を知りたい」「経験年数の浅い看護師が当直していて，今まで問題なかったのか」「緊急事態発生時の対処方法に問題なかったのか」「当日のモニター装着患者は何人いて，モニター設置はどのような状態だったのか」「過去に同様の事故は発生していなかったのか」「○○台あるモニターの警告音は全て同じか」「警告音を知るための工夫は今までなされていなかったのか」「モニターは何台稼動して，それぞれ購入年はいつか」「異常発生時に当直者はそれぞれどのような業務を行っていたのか」「異常を知らせる警告音に何か今まで工夫したことはないのか」「今回のような事態を防ぐための再発防止策を何か講じているのか」「異状死なのか」「警察への届出は行ったのか，行ったとすれば何時か」思いつくま

まに想定される質問項目を挙げてみましたが，まだまだ出てきそうです。

4．待ったなしの会見には絶対必要

　先日，某テレビ局のトーク番組で，某球団の投手が出演していて司会者の質問に受け答えしている模様をしばらく見ていましたら，出演者が今回の出演前に十分な想定問答集を考え，念入りに練習してきましたが，いざ本番となって司会者から聞かれた質問項目が想定問答集になく練習した甲斐がなかったという発言をしていました。この時の出演者の率直な発言は，まさに医療機関が事故後に記者会見する際の想定問答集と一致すると思いました。前項に思いつく質問項目を挙げてみましたが，これらの質問項目は聞かれそうで，実は全く質問されないかも知れないのです。実際の場面では，思いつかなかった質問を浴びせられることの方が多いかもしれません。全く予期せぬ質問をされた時，どう回答すればよいのか一瞬頭が空白となるかもしれません。そのような場合の回答として，「現時点ではお答えできないが，後ほどご回答します」と言って切り抜けるしかありません（勿論，誠実に回答することは言うまでもありません）。不用意な発言を行って，後で収拾がつかない状態になるよりは，ましな対応といえるのです。

【参考文献】
・「会社を守る！もしものときのメディア対応策」篠崎良一著　オーエス出版㈱発行

15. マスコミとの付き合い方

1．記者会とは

　「記者会」あるいは「記者クラブ」という言葉をご存知かと思いますが，この記者クラブとはどういった組織なのでしょうか。医療機関に従事する私達には普段なじみのない組織であり，何等かの事件や事故が起こったときに記者会見や報道発表するときに関わりをもちます。したがって，普段あまり考えることもありませんが，いざという時のために知っておくとよいでしょう。記者クラブの性格について，日本新聞協会編集員会はつぎのような見解を発表しています。「記者クラブは各公共機関を取材する報道各社の有志が，所属各社の編集責任者の承認を得て組織するもので，その目的はこれを構成する記者が，日常の取材活動を通じて相互の啓発と親睦を図ることにある。記者クラブは取材記者の組織であることから，取材活動の円滑化を図るため，若干の調整的役割を果たすことが認められる。ただし，この調整機能が拡大もしくは乱用されることのないように厳に注意すべきである。記者クラブに所属する記者は当該クラブに加盟する他社の自

由な取材・報道活動を尊重し，いやしくもその行動を阻害もしくは規制するかのような協定・申し合わせ等を行うべきではない。」としています。要するに，取材機関ではなく，単なる親睦団体であるということです。そして主な官公庁や各都道府県警察本部，県庁や市役所，政党などに設けられています。基本的には親睦団体であり本来医療機関とは全く関係ないはずですが，一旦事故など起こった場合などは個々の報道機関に連絡するよりも記者クラブに連絡することで効率がよいことから所在を知っておくことが望まれます。たいていの記者クラブは加盟社の輪番制で幹事社を決めており記者クラブに電話を入れれば教えてくれることになっています。したがって，記者会見等を開く場合などは，幹事社に連絡すれば報道各社に連絡してもらうこともできます。注意すべきことは，記者クラブも一般紙と業界紙と別々に構成されており，記者会見等の開催に際しては，発表内容によって同時開催か個別開催か検討することが必要です。医療機関にとって気になることを話せば，医療事故等起きた場合等に警察に届出たときに，全て記者に漏れるかというとそうではありません。どこの警察署にも記者が張り詰めている訳ではないことから，記者の張り詰めていない警察署への届出については，すぐに記者に察知されることはないと思われます。ただ，情報はどこからともなく漏れるものですから，時間の経過とともに記者が情報をキャッチするものと常に思っている必要があります。

2．記者の特性と対応10則

　記者の特性についてはこれまでも述べてきましたが，もう少し補足説明を加えると，今から約20年前になりますが，ニューヨーク・コンサルトタント会社の社長が某全国紙の記者研修会上において「記者対応10則」という話をされて話題になったということです。10則というのは，「①公益という観点に立て　②出来る限り自分の言葉で話せ　③記事にされたくないことは言うな　④冒頭に最も重要なことを話せ　⑤記者と議論してはならない　⑥不快な質問に乗るな　⑦直截な質問には素直な答えを　⑧わからないときも素直に　⑨傷つくとしても真実を語れ　⑩真実を誇張するな」(「How to 広報論」朝日カルチャーセンター編　大阪書籍㈱発行) という10項目です。なるほどと頷ける項目ばかりであり，これら10則を肝に銘じ記者との対応を心掛けることです。

3．マスコミとの付き合い方

　聞くところによると，報道機関の記者も定期的な人事異動があり，特に大手の新聞社およびテレビ局などでは2～3年毎に地方と都市部，各部局を異動するということでした。昔は1つの記者クラブに長年いる大記者といわれた記者もいましたが，今は時代も変わり1つのクラブに長年配属している記者はほとんどいないということです。一般企業の場合は良くも悪くもマスコミと日頃から情報の提供等などで関係があ

ることから，担当記者との付き合いも活発に行っているらしいですが，医療機関の場合は特に日頃から情報を提供することなどなく，したがって記者との付き合いはほとんどないと言ってもよい。今後の医療事故発生を鑑み，マスコミと日頃から親しくすべきかというと，筆者は必ずしも付き合う必要はないものと思います。業界紙の場合は，より専門的に記事を扱うこと，題材によっては頻繁に取り上げることもありますし，また逆に医療界の情報等も収集していることから情報提供を受けることもありますし，大手の報道機関に比べたら異動も少ないことから長く付き合えることもあり，機会が得られれば付き合いも検討してみる価値があると思われます。いずれにしても，医療機関にとって不祥事や医療事故はあってはならないが，「人が集まっているところ，人が働いているところでは，どんなに努力しても完全に事故は避けられない。」と言われていますが，厳しい医療経営を強いられている多くの医療機関においては，日頃のマスコミとの付き合いを考えるよりも患者に信頼される診療に務めるべきであり，そのことで頭が一杯と思われます。万一医療事故発生の際は，前述の「記者対応10則」を思い浮かべ，誠実な対応を心掛けることで十分と思われます。

4．一匹狼的な記者

マスコミとの付き合い方で，もう少し補足説明を加えるこ

とにします。何か事件が起こるとマスコミが動き出し，どっと医療機関に押し寄せ場合によっては業務に支障を来たすことすらあります。電話取材にしても何回ともなく質問をしてくる記者もたくさんいます。記者は記事をまとめる際，確認のために何度もしつこく電話を掛けてきますが，対応する職員は溜まったものではありません。いい加減にしてほしいと思うこともしばしばです。このしつこさに辟易して，何とか終止符を打ちたいがため記者の元上司を介して要請したことが以前ありました。しかし，記者は報道機関に所属する一社員でありながら，取材に関してはそれぞれ個々に動いており，上司が止められるものではないという返事でした。これを聞いて記者というものは一匹狼的な存在であることを知りました。したがって，記者の上司，知人，親友，家族，兄弟などを駆り立てても取材活動を中止させることは難しいと思うことです。以前にも解説したように「逃げれば追う，下がれば出る，隠せば暴こうとするのが記者の特性」であることを認識し，取材の趣旨をよく聞いて，回答できるものとできないものを記者に伝え対応するしかないのです。

5．傍若無人な取材対応ぶり

　読者諸賢の記憶にまだ残っていると思われますが，平成16年10月に起こった「新潟県中越地震」の際に，関西の某テレビ局の記者やカメラマンがボランティアを装って取材活動し

ていたことが発覚し,ひんしゅくを買い抗議を受けたという事件がありました。その後,当該報道局長が市や住民の方に迷惑をかけたとして陳謝し,撮影済のテープを放送しないと約束したという記事が掲載されていました。地震取材中の他の報道機関からは「ボランティアを装って取材するような手法は許されない」とコメントしていたことも報じられていました。日頃,取材対応ぶりをみている筆者にとってはさもありなんという印象を受けました。某写真週刊誌の元編集長が,回顧録で昔某著名人が入院したという情報提供があり,病院に駆けつけるもガードが固く写真1枚も撮れなかったことから,見舞い客や患者の振りして車椅子で院内を歩き回るなどして,隠しカメラで撮影に成功したという紹介がなされていました。そこまでやるのが記者であるということを肝に銘じることです。医療機関には老若男女が来院することから一見では患者や見舞い客と識別できない環境となっていることから,その環境を利用して取材のためならあの手この手を使って,何が何でも取材してやろうという記者魂というか,あくどい手口を用いても取材しようとする根性が見え見えです。もし貴院においても取材される出来事が発生し院内をうろつく記者がいたら毅然とした態度で退去を命じるなり,所属する報道機関に苦情を申し入れるなりすることです。

6．卑屈になることなかれ

　記者と医療機関側との関係は，本来「取材する側」と「取材される側」に分かれます。したがって，立場上互いに対立する関係になります。当然，記者も仕事として取材活動を行っている訳ですが，仕事だからどんな手段を使ってもよいという理由にはなりません。そこには，取材規範に則った取材が求められるのです。医療機関には多くの患者が受診しており，病棟にも多くの患者が入院しています。患者は安心・安全な診療および快適な療養生活を望んでいるのであり，その快適な療養生活を保証してあげるのが医療機関の務めです。したがって，取材のために患者の安心・安全な診療および快適な療養生活を脅かすことまでして協力する必要はないし便宜を図ることもないのです。取材対象となる患者の容態や状況を知らせる必要があればポジションペーパー（公式見解）を作成し報道関係者に配布するとか，公表すべき時期に至っていない場合にはその旨を知らせるとかして，適正な取材を要請することが肝心です。何も記者だから，取材だからと言って何がなんでも応じる必要は全くないのです。要は，医療機関は患者に安心・安全な診療および快適な療養生活を保証していることを念頭に置いて対処することを考えることです。要するに記者に「仕事をさせてあげることが肝心」であり，情報提供を拒むことで，執拗な取材が行われるという実態も知っておくことです。

7．結局は記者も商売

　各報道機関には報道に際しての規範や倫理規程を設けており，そこには報道に対する崇高なポリシーが盛り込まれています。一度読んでいただくとして，取材を受けた経験のある医療機関関係者からすると，全く実態とかけ離れた内容であることに失望されるのではないかと思われます。それは，規範や倫理規程を遵守していては他社を出し抜くことが不可能であり，遵守すればする程スクープ記事など狙うことができないからです。崇高な報道姿勢を謳っていても読者あるいは視聴者の関心を得なければ収入が減り，経営そのものに影響を与えかねないからです。だから事件がしかも社会的関心の高い事件が発生しようものなら，他社を差し置いてのスクープしようと無理な取材合戦が行われるのです。それは会社のためであることから，取材先への迷惑や気遣いには全く関係なく行われることは日頃のテレビや新聞で目にする光景です。「記者も人の子」と言っても，記者も各報道機関に属して生計を立てている会社員であり，そういう意味からしても営業第一主義に走るのは明らかなのです。

【参考文献】

・「How to 広報論」朝日カルチャーセンター編　大阪書籍㈱発行
・「共同通信社会部」㈱共同通信社　発行

16-1. マスコミ対応の心得
―文書による回答対応―

1. 受動対応と能動対応

　マスコミと対応する際の仕事を考える場合に、大きく2つに分けられます。それは医療機関側から積極的に情報を公開する場合と、逆にマスコミから情報開示（提供）を求められる場合です。医療機関側から積極的に情報を公開する場合を能動的対応、逆にマスコミから情報開示（提供）を求められる場合を受動的対応といわれています。それでは医療機関におけるそれぞれの具体的対応としてはどのようなものがあるかを挙げてみますと、まず能動的対応には「プレス・リリース」「記者会見」「記者懇談会」など考えられます。そして受動的対応には「電話取材」「面談取材」「文書による回答依頼」「アンケート調査の回答依頼」「要求された記者会見」などが考えられます。医療機関の業務を考えた場合に、ごく一部の施設を除けば革新的な治療法を考案したとか、画期的な検査機器の共同開発により検査精度の向上が飛躍的に増したとかでマスコミに情報提供することは、まず少ないものと考えられます。仮に発生した場合は「プレス・リリース」することになります。プレス・リリースとは報道機関向けに配布する発表資料の印刷物を指します。また記者提供用の資料は「ニュース・レター」とも呼ばれます。このような資料を記

者クラブに届けることを俗に「投げ込み」と言います。通常，医療機関で対マスコミと関わりがあると言えば受動的対応が一般的と思われます。前述の「電話取材」「面談取材」「記者会見」については後述するので，本項では「文書による回答依頼」「アンケート調査の回答依頼」の対応について述べてみたいと思います。

2．文書による回答依頼時の対応

多忙な記者にとっては，「電話取材」「面談取材」の他に文書によって回答を求めてくる場合もあります。医療機関にとっても記者が何を聞きたいのか書面によって確認することができ，医療機関としての見解を間違いなく相手に伝えることが出来るので，文書による対応を求める場合があります。記者は本来物書きを職業としていることから，余程急いでない限り問い合わせの趣旨を書面で求めても大抵応じてくれます。電話取材の場合には言葉の行き違いも生じることから文書提出を求め，その質問事項に誠意ある対応をすることで記者にとっても納得が得られるものと思われます。ただし，質問事項に対し，何時まで返事を求めているのか確認を行い，互いに譲歩できる時間で返答すべきです。というのも，新聞であれば締め切り時間もあることだろうし，テレビの場合にはやはりニュースの締め切り時間というものがあるからです。当然週刊誌や業界紙においても同様に，締切日に極力合

わせることが肝心です。ただ，作成する上で気をつけたいことは全てに回答できれば問題ないですが，回答を差し控えたい質問に対して「現時点では回答しかねます」とか「プライバシーに関わるので回答できません」などと回答し，「ノーコメント」と回答することは控えることです。ノーコメントということは他意はなくとも記者に，「何か隠している」と思わせるだけです。

3．アンケート調査の回答依頼時の対応

最近は，健康ブームと医療機関のランキングブームが流行っており，書店の目立つ場所に各出版社から発行されたランキング本がたくさん山積みされている光景をみかけます。当然，医療機関にも各社から似たようなアンケートの調査が送られてきます。この内容がまた各社工夫して作成しているようで，医療機関で集計していない内容迄求める質問事項もあります。診療に研究に毎日必死で働いている医師にとって，このようなアンケート調査の回答は極力避けたい気持ちがありますが，かと言って読者にとっての数少ない情報源でもあるこれらの雑誌に協力しないと経営にも影響を及ぼしかねない結果となる場合もあります。提出期限を守り，集計作業を行い他の仕事を差し置いても回答している姿を見ると，滑稽にも思えてきます。事実，どう言う訳かこのようなアンケート調査というものは，同じ頃に依頼がきて，締切日もほ

ぽ似たような期日となっているから不思議です。また，アンケート調査の要請は何もマスコミからとは限りません。医師会や学会，国や自治体等多種多様なアンケート調査の依頼が舞い込んできます。それらの要請に一つひとつ回答していたのでは本業が疎かになるなどで，ストレスが高じることもあります。回答することは義務ではないことから，吟味して極力応じることが肝心です。

4．医療機関の対応

　前述のような文書による問合せやアンケート調査の協力依頼については，医療機関にとって何等必ず回答しなければならないということは決してありません。要するに協力するかしないかです。しかし，医療情報の公開を求める一般の方の声を無視することはできません。日経メディカルが2003年11月に全国の20代から60代の男女500人に対して実施した「患者の病院に対する満足度調査」の「ランキング本」が参考になるかどうかの質問に対して，「非常に参考になる」と「まあまあ参考になる」を合計すると，全体の52％に達するデータが出ています。今後多方面から取り上げた「ランキング本」も数多く出版されることでしょう。また，医療機関における広報業務の一つに位置づけ今後対応することも必要と思われます。要するに手間暇は要するが，費用をかけることなくPRしてくれると考えてもいいと思うのです。

【参考文献】
・マスコミと広報(企業広報講座Ⅲ)　日本経済新聞社　発行

【参考用語】
・Press Release（プレスリリース）
　官庁・企業団体などが広報用に報道機関に配布する発表資料の印刷物，また報道機関向けの発表をいう。

16-2. マスコミ対応の心得
―対応の諸ポイント―

1. 対応のポイント

　マスコミは時として傍若無人な対応で取材を求めることがあります。そして拒否しようものなら「表現の自由」とか「報道の自由」を旗印に情報公開を迫ります。一方，医療機関の場合は患者の守秘義務規定を楯に拒もうとすると，逆に「隠蔽している」とか「隠蔽体質の病院」というレッテルを貼られてしまいます。「嘘をつかない」「事実を公表する」という対応を心掛けていても，どうしても守秘義務規定との関わりから切り離すことができません。記者との対応で注意すべき条文を挙げると，憲法第13条（名誉・プライバシー），憲法第21条（報道の自由），刑法第134条（守秘義務），その他名誉毀損に関する条文として，刑法第230～231条，民法第

709〜710条,同法723条があります。これらの条文を理解したうえで,マスコミ取材に臨まねばなりません。しかし記者は法的責任よりも社会的責任を全面に主張して取材を求めてきます。その手法にはまって応じて,結果的に患者のプライバシーを侵すことにもなりかねません。ただし,患者が積極的にマスコミに働きかけ情報開示を迫るような動きがあれば,患者の了解のもと取材に応じることは可能と思われます。後日トラブルを避ける意味からして,必ず文書で公表すべき項目の承諾を得ておくことを忘れないことです。

2. 対応の心得

医師および医療機関には,報道機関の取材の申し込みに応じる法的義務はありませんが,取材を拒めば社会的責任を果たしていないと見做され,一方的な取材のみで報道され結果的に不利な立場に追いやられることも考えられます。誰がみても明らかな理由が存在して,取材拒否も納得できる場合以外は応じることが賢明であるといえます。それは逃げれば追う,後退すれば突進する報道記者魂があるからです。また法的責任はないことを理由に拒否するものなら,社会的責任を問われる結果になります。いずれにしても,取材拒否は社会的なダメージを負う確率が高いだけで医師および医療機関の社会的信頼を損なう可能性が大きいと心得る必要があります。社会および世間が最も嫌うことは「隠蔽」ということで

あり，謝罪と事実の公表を速やかに実行することです。患者・家族の事前の了解を得てから公表することは当然です。

3．対応時の注意すべき点

取材を受けることに決定したなら，前向きに応じることです。前述のように医療機関には守秘義務があり，公表できる内容とできない内容があることは記者も知っており，法に違反してまで記者の質問に全て回答することもありません。だからと言って，以前某大学病院で「捜査機関から口止めされている。」という理由で記者会見を5分間で一方的に打ち切って，ひんしゅくを買った例もあることから，ただ取材を受ければいいというものではなく，質問に応じられるものと応じられないものを明確にして説明して対応することです。そして，取材に応じることになれば，いかなる業務にも優先して対応することです。電話取材で長時間待たせる，たらいまわしさせるとか，面談取材においてもちょくちょく業務の打ち合わせで席をはずすとか取材中にも関わらず他の電話に出るなどして取材を中断させるべきではありません。迅速で誠意ある対応の積み重ねが，結局信頼につながっていくことを心得ておくべきです。そしてどのような報道機関（大手新聞社やテレビキー局，業界紙，専門誌など）であろうとも，平等かつ公平な対応を行うことです。差別することで，微妙な記事内容となることも考えられるからです。説明の際は自

分の言葉で,紋切り型にならないように,かつ冷静に応じることです。よく取材終了後,出来上がった原稿を事前に確認したいというような申し出をする場合がありますが,原則的には校閲は難しいものと思うべきです。雑誌等の取材の場合には事前校閲もありますが,一般的にはないと考えていたほうがよいでしょう。

4．メディア・トレーニングの重要性

いつ何時起こるともわからない医療事故に対し,発生した際のマスコミ対応に不安を感じている医療機関経営者,病院長,管理者は多い。それは,各種団体が開催しているリスクマネージャー養成研修やリスクマネジメント講習会等への多数の参加者をみても明らかです。しかし,講習会に出席し聴講しただけでメディア対応可能かというと決してそうではありません。何事もそうですが,経験とその積み重ねが必要なのであり,実践の場を踏まないことには百戦錬磨の記者とのやり取りは難しい。その為に,不安を感じている医療機関責任者に,コンサルティング会社やPR会社などで行っているメディア・トレーニングに参加することをお勧めします。「メディア・トレーニング」という言葉を初めて聞く方もいるかと思いますが,どのようなことを行うのか簡単に説明すると,PR会社などが行う「模擬緊急記者会見訓練」と考えていただければよく,医療機関側と記者側に分かれて質疑応

答の技術を習得する訓練です。筆者も一度経験しましたが，実際の記者会見を経験している者にとっても，模擬とは思えない辛辣な質問や嫌みたっぷりな質問を矢継ぎ早に浴びせられる場面など，まさしく本番さながらの訓練で緊張の連続であったことを覚えています。機会があれば，ぜひ経験することをお勧めします。一度でも経験しておけば「いざという時」に気持ちが座って気が動転することも少なくいくらかは落ち着いて対応できるものと思われます。

【参考文献】
・マスコミと広報(企業広報講座Ⅲ)　日本経済新聞社　発行
・「治療増刊号」VOL.84（2002）　南山堂　発行

第4章

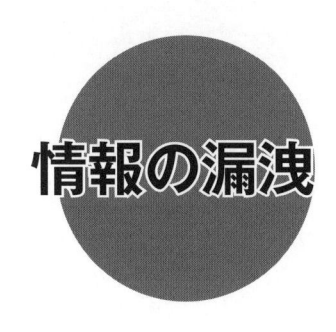

情報の漏洩

17-1. 事故の教訓
―JR西日本脱線事故の場合―

1．事故の概要

　上記事故の件については，事故発生後連日テレビや新聞その他の媒体で報道されたことから，まだ十分記憶に残っている読者諸賢も多いことと思われますが，簡単に概略を紹介します。

　事故は2005年4月25日の午前9時18分にJR福知山線で宝塚発同志社前行きの快速列車が尼崎へ向かう途中でスピードを出し過ぎ線路脇のマンションに突っ込み，死者107名，負傷者549名，合わせて656名（17年5月30日付，新聞発表）の死傷者数という大惨事となった事故です。この事故で運転手は死亡していますが，直前の駅でオーバーランしたことで1分30秒の遅れを取り戻そうと相当のスピードを上げており，

スピードの出し過ぎが脱線の原因とされました。その後数日して同じ列車にJR西日本の運転士2名が同乗していたにも関わらず、人命救助をせずに通常の勤務をしていたこと、更に事故発生後10日過ぎになって事故当日に事故発生の報道を知りながら、車掌区の社員43名が非番とはいえ親睦ボウリング大会に参加していたことが発覚、その後JR西日本社員の不適切な行動が次々に発覚し、社会から常識外れの行動に対し非難の声が浴びせられました。利益優先、定時運行至上主義の会社経営が招いた結果とも言えます。

2．JR西日本側の対応

　事故直後から、JR西日本側では随時記者会見を開いて事故の状況について判明した事実や得られた情報を逐一発表しており、そのつど新たな事実が知らされ、遺族や被害者の感情を逆なでするという状況が生じる一方、JR西日本側の対応に疑問を投げかける報道が連日マスコミにより報じられていました。この事故で思い出されるのが以前作家の村上龍氏の著書「半島を出よ」の発刊した理由についてインタビューを受けていたことです。この時、著者は「日本は戦後60年経ち、この間他国から侵略された経験もなく、テロに襲われたこともないことから国の危機管理が不十分と思われることから警鐘の意味で執筆した。」というようなことを答えていました。この話を聞いて、医療機関にも当てはまるような気が

しました。同じように医療事故が連日報道されるなか，どの医療機関も他人事のように考えていないでしょうか。自分の病院だけは事故は起きないだろうと考えてはいないでしょうか。医療事故が起きて社会から非難された経験のある筆者は，JR西日本脱線事故とその後のJR西日本側の対応ぶりを見るにつけ，決して他人事とは思えず対応に苦慮する場面などでは同情したくなることもあります。乗客や家族・遺族からすれば非難されるところではありますが，危機管理対策が講じられていない企業体質が伺えるのです。

3．混乱の中の記者会見の難しさ

　JR西日本側の記者会見をみていると，刻々入る情報をもとに記者会見を開き，そのつど新たな事実が発覚して，事故後しばらくは驚きの連続でありました。大きな事故になればなる程，情報が入り乱れ，入手した情報が事実なのかどうか整理する間もなく，その時入手した情報をとりあえず公表することに迫られます。社会的関心度の高い事件・事故ほどマスコミが殺到し情報公開を迫られます。今回も未確認情報を公表してその後訂正に迫られ記者に，ひんしゅくを買う場面がありましたが，大事件の記者会見の情報提供の難しさをつくづく感じました。そのような状況において，事故後10日過ぎてから社員の不適切な行動が発覚すること事態，隠蔽を疑わせる状況となっても致し方ないと言えます。記者会見時の

記者のするどい、辛らつな、そして遠慮無用な質問が浴びせられる様子を見るにつけ、いくら加害者の立場とはいえ、見るに堪えない光景もあり、実際記者会見を経験した者にとって本当に相憐れむという印象をもちました。記者も社会正義を盾に暴言が許されるものではないし、何様のつもりで質問しているのか、非常識で無礼な発言をしている場面もあり、報道姿勢に疑問を感じたのは筆者だけでしょうか。JR西日本の対応にも問題があり、結果的に挑発的な報道姿勢にならざるを得ないものになったと思われますが、それでも今回は「そこまでやるか」と思われる程、目に余るものがありました。もう少し報道機関全体で取材のあり方を考えてもらいたいところです。

4．事故の教訓

報道によると、JR福知山線による1日の収入は2,500～3,000万円が見込まれ、再開まで55日間の運休による運賃収入が約15億円の減収、代替輸送補填費用が約9億円、新たなATS-P（自動列車停止装置）を設置するのに1台100万円、約20台設置しソフト費用等を含め1億円を要するとのこと、更に突っ込んだマンション住民への補償（仮設住居の手配、マンション買い取り、引越し代、慰謝料）等に10数億円、車両の購入、安全対策費用、死傷者への補償（死亡弔慰金、治療費等）、利用客の減少、運行休止による損失、復旧費用等々含

めると百数十億円以上の損害額が見込まれるものと思われます。鉄道事業は産業の基盤であり国や自治体が支援することで倒産するという事態に陥ることはまず考えられませんが，一民間病院で院内感染などで多数の死傷者が発生した場合のことを想定すると決して他人事ではないように思うのです。定時運行を義務付けられた運転士の無理な走行が事故を招いたということであり，企業体質と社会的使命の欠如が問われますが，乗客の安全最優先という意識の欠落結果の事故ともいえます。人命を預かるということでは医療機関も同様ですが，人命優先を怠ることによる代償の大きさは計り知れないものがあるということです。当然，経営者の考えや方針にもよりますが，少なくとも人命を預かるという業務を業としている以上，安全第一，患者優先をまず考慮して職員教育を行い，そして安全対策を講じなければいけません。

17-2. 事故の教訓
―NHK不祥事事件続発の場合―

1．不祥事事件続発のNHK

　平成16年7月にチーフプロデューサーによる制作費の着服が発覚し，同年9月に海老沢会長らが国会に参考人として招致されました。不祥事発覚以降視聴者が怒り，不祥事を理由とした「受信料の不払い・保留」が増加。同年10月からは

NHKの管理職が"おわび行脚"を開始したが効果が薄く歯止めとはならなかった。その後不祥事の責任を求めNHK内外から海老沢会長の辞任を要求する声が高まり，平成17年1月25日に辞任する結果となりました。

2．NHK前会長の弁

前NHK会長海老沢勝二氏が，騒動の後に，ある雑誌社の取材で取材する側が取材される側になり，立場が逆転した時の感想を述べていましたが，非常に興味のある内容でしたので掻い摘んで紹介します。

騒動となってからは，多くのマスコミ記者たちが自宅周辺に張り付き，周辺にゴミやタバコの吸殻を散乱し近所に迷惑をかけたそうです。また，記者の質問も，毎日同じ質問ばかり受けていることからしまいには面倒になりついつい顔付きも悪くなってしまい，その結果その表情が放映されることで悪の印象を与えてしまったとのことで，テレビの影響力が改めて怖かったということでした。確かに，その後引退されてからのテレビで見る同氏の表情が柔和になったと気づいたのは筆者だけではないと思います。また，同氏は特にテレビの場合には，断片的な映像の編集で何回も繰り返し放映され，かつ面識のない評論家の勝手なコメントで益々悪者のイメージだけが残ってしまったとも言っていました。取材する側も十分考えないと報道機関そのものが自殺行為になるかも知れ

第4章　情報の漏洩

ないことを感じたという内容の話しもしていました。

3．事件の教訓

　今回の事件を筆者が取り上げたのは，普段取材する側の人間が「取材される側」となって，実際記者から取材を受けた感想が率直に語られていたからです。取材攻勢を受けたことのない読者諸賢から見れば，海老沢会長の弁は大変興味深く感じたことでしょうが，取材攻勢を実際経験した人間にとっては正にその通りであり，なぜもっと早く気づかなかったのかを問いたい。しかし，これまで述べてきたように報道機関とて営利企業であり，かつ人の不幸を商売としていることからやむを得ないところもありますが，だからと言って好き勝手に他人のうちに土足で踏み込んでいいという話ではないはずです。売らんが為のやらせの記事や視聴率ほしさの過剰演出による放映等々過去に不適切と指摘されたものは数多くあります。その都度世間から非難を浴びるのですが，喉もと過ぎれば何とやらで，また同じことを繰り返すのです。「社会正義のため」「報道の自由」「言論・表現の自由」という大義名分のもと不当な取材が行われているのです。本来，取材は節度をもって行われるべきであり，そのために報道倫理規程が設けられているのですが，それが全く生かされていないのが現状です。

4．責任の取り方

　NHKの不祥事事件の件で，会長職の辞任後，顧問に就任させたところ周囲の反感を買い，結局3日後に顧問を辞任する破目になったという世間をばかにした出来事がありました。何のための会長職辞任だったのか全く世間の常識というものを理解していないことを証明しました。このように，社会が，世間が何を求めているのか分かっていないトップは多い。よく不祥事を起こした場合に責任を問われることがあります。この時の「責任」とは謝罪し，不祥事の対処に全力を尽くし，再発防止策を講じ，損害を補償し，そして「トップが退く」ことを意味します。いわゆる「けじめ」をつけることなのです。この「けじめ」をつけられないままトップの座に固執している経営者が多いのも現実です。マスコミが怖いのは，この「けじめ」をつけないままに終息させようとした場合に，決着がつくまで取材の追及の手を弛めないことです。要するに，誰もが傷つかずに一件落着ということはなく，不祥事を早急に解決するにはトップの辞任しかないということなのです。結局，不祥事が当該トップの時に起こったことから，そのトップが不祥事発生後も君臨していることは世間からみても到底納得できるものではないというのが理由です。したがって，法的責任は免れたとしても，社会的責任としてその経営者の時に不祥事が発生したのであれば，潔くトップの座を退くことを肝に銘じることです。

17-3. 事故の教訓
―エレベーター死亡事故の場合―

1．事件の概要

　平成18年6月3日に東京都港区の公営住宅でエレベーターの誤作動により，自転車と一緒に後ろ向きで降りようとしていた高校生が，いきなり扉の開いた状態でエレベーターが上昇を始め，前かがみの状態で自転車とともに天井とカゴの床に挟まれ死亡するという事故が発生しました。この事故は高層住宅に住んでいる人々にとっては日々利用し，生活に欠かせない装置であることから大きく報道されたので，未だ記憶に残っている方も多いと思われます。このエレベーターのメーカーが外国企業で，被害者及び記者対応が日本企業と異なり外資系特有の対応となったことで社会から相当な非難を浴びました。本件を通してたくさんの方が意見を述べており，広報対応のあり方など非常に参考になることから紹介することにします。

2．製造元の対応

　事故発生後，製造元の最高責任者が来日し関係各署に挨拶にまわったりしましたが，記者会見を開いたのが事故発生後9日経過してからであり，被害者住民の説明会に欠席するも，港区長に謝罪するなどして，誰が被害者なのか認識して

いない行動に一斉に非難を浴びるかっこうとなりました。某報道記者の話によると，数時間も待たせた揚げ句に会見をすっぽかしたり，国交省への説明後取材逃避目的で資料室に３時間も立てこもるとか，電話取材に答えず一方的に切るといった社会的責務を自覚しない非常識・不誠実な態度を取っていた。」ということでありました。

3．マスコミからの集中非難

　外国企業とはいえ，当該企業はエレベーター業界では世界第２位であり，世界100カ国で製品を販売しており，毎日７億5,000万人の方に利用されて，製品が業界の高い基準にて設計されているとPRしています。日本国内だけでも８千台以上設置されているとのことでありました。「大きな事故の前には，予兆となる出来事がたくさんあります。それを見逃さず，芽のうちに対策を講じなければならない。」とは危機管理の基本ですが，当該企業は事故発生まで何等対策を講じてこなかったと言えます。実際，事故が起きた公営住宅において住民がエレベーターに閉じ込められるなどのトラブルが過去３年間で41回も起きていたということでした。当該企業が外資系ということもあって，「自分の過失が明らかになるまでは自ら謝るべきではない。」という欧米流の考え方が根本にあるのではという指摘もなされています。しかし，事故は日本国内で起こったのであり，我が国の風土に合わせた

対応が必要であったのではないかとも言われています。特に，今回の事故の責任がメーカーよりも，保守点検を14ヶ月もしていない保守会社にあるという態度と，警察の捜査に支障を来たすという理由により事実公表を控えているという対応が一層不評を買いました。

4．事件の教訓

その後当該企業の対応についても「事故に関する対応部署の取材専用電話番号へ掛けるものの，常に『広報は対応に追われており，繋がらない』と逃げ回っており，顧客無視の広報を続けている」といった状況だそうです。

原因究明は捜査当局に任せるとして，メーカーとしての社会的責任を果たすこと，そして事故に対する企業の姿勢が求められることを認識するべきです。

17-4．事故の教訓—岐阜県裏金問題事件の場合—

1．事件の概要

事の発端は，平成18年7月5日の岐阜県議会の一般質問に対する答弁で岐阜県庁による組織的な裏金作りが明らかとなったことによります。岐阜県は県政への信頼にとって大変深刻かつ重大な問題と認識して当日に副知事をトップとする「資金調査チーム」を立ち上げ，更に客観的かつ公正・公平

な第三者の立場からの検証・調査を目的に7月24日,「プール資金問題検討委員会」を設置しました。その調査結果9月1日に報告されましたが,その実態は驚くばかりでした。事件の概要をその報告書に基づいて本当に大雑把に紹介します。

裏金資金づくりが行われたのは平成6年以前からであり,全379部局中244部局（64％）で行われていたということです。その背景として,正規の予算計上できないが業務遂行上必要と考えられていた費用や,使い切り主義の予算執行で年度内に使い切る必要があったことで,使い切れなかった予算をプールせざるを得ない事情もあって行われてきました。その総額が1992年度から2003年度までの12年間で17億円であったという。その手法は,出張旅費,会議会合費,修繕費,消耗品費,印刷製本費,タクシー代,講師料などの架空請求により捻出されていました。裏金の使途は,官官接待費,残業時の弁当代,中央官庁への盆暮れの費用,職員間の懇親会費,退職者及び異動者への餞別代等々通常の予算では支出できないものに費消されていました。平成7年度から情報公開条例が施行されたことにより,裏金作りは減少傾向に転じましたが,以前と変わらず裏金作りに精を出す部局もありました。

2．全く生かされていない教訓

これまで事故の教訓として,いくつかの事件や事故を解説してきましたが,今回の「裏金問題」は本当に呆れるばかり

です。岐阜県民のみならず県政そして公務員としての使命感が本当に腐っているとしか言いようがない怒りを覚えるのです。しかも当時の県知事も不正な資金づくりが行われていたことは知っており，誰一人不正を正す人物がいなかった。プールされた裏金の原資が何なのか，知っていて資金づくりしていたのだとすると県民を愚弄するものです。県民が一生懸命働いて納税した税金が県職員の湯水の如く宴会費や食糧費に使われたのでは怒り心頭です。使う県職員も税金であるという自覚が全くないからこそ不正な資金づくりが行えたのでしょう。しかも，処置に困って「焼却した」とか「ゴミと一緒に捨てた」といった証言をしている県職員もいたといいます。またまたの驚きです。後で判明したことですが，焼却処分は職員のうその証言であり，実際は飲食代に使っていたということでした。他に裏金から停職処分を受けた職員の生活資金に充当したり，訴訟費用まで充てていたということで，何でもありの実態にあきれて果てて公金に対するモラルがなかったのかと問いたいくらいです。

３．使命を忘れた公務員

特に筆者が関心を持ったのが，県立高校や養護学校85校中33校で904万円の裏金がつくられていたという事実です。教育機関であるこれらの教育現場で組織ぐるみで行われていたことで，教育者として恥ずかしくないのか，生徒にこの事実

をどう伝えるのか，全く教育者として失格と思うのです。他の職員にしても同様です。公務員は「公僕」であるということの自覚を全く忘れています。徹底的に県政の財源は「県民から預かった貴重な税金である。」ということを意識させる必要があるとともに，不正行為を行った職員に対する厳しい罰則及び処分を実施しないことには県民は納得いかないでしょう。

4．他人事ではない事件

　不正な行為で不正な費用を捻出することは，民間企業でもよく聞かれる話でもあります。医療機関の場合もたまに耳にすることがあり，決して他人事ではありません。

　岐阜県の場合はアンケートやヒアリングの結果によると，遅くとも昭和40年代の初め頃から不正な経理による資金づくりが行われていた状況が窺えるという報告がなされています。その時から40年経過してもなお続いていたことに驚きますが，逆に「悪事を隠し通せない時代」となっていたことを知らなかったのでしょうか，あるいは言い出せなかったのでしょうか。調査委員会は県に返還すべき具体的な金額を14億4,520万円と決定し，既に退職した県庁職員及び現役職員に対して返還すべきとしています。処分については裏金づくりにどの程度関与したかによって処分の軽重を決めるものとしています。刑事告発については物証の乏しいことや時効が成

立しているなどの理由により刑事責任を問うことが難しいと結論づけています。この報告書で納得できる県民あるいは国民は何人いるのだろうか。「返せばいい」という問題ではない。事は税金を不正に流用したのです。厳罰を持って対処しない限り納税者は納得しないでしょう。

17-5. 事故の教訓—日テレ社長辞任の場合—

1．事件の概要

　事の発端は，平成20年11月23日，日本テレビの報道番組において岐阜県庁で新たな裏金作りが行われていると放送したことです。放送後，岐阜県は大規模な調査を開始。関係者381人から聞き取り調査を行い，955件の契約を約2ヶ月間かけて検証した結果，裏金が確認できなかったと断定したことを踏まえ，平成21年2月18日に日本テレビに対して調査・訂正を要求するとともに，2月19日に偽計業務妨害の疑いで証言をした元建設会社役員を岐阜県警に告訴しました。岐阜県の告訴を受けて岐阜県警は3月9日，証言をした元建設会社役員を県の業務に支障を与えたとして偽計業務妨害容疑で逮捕しました。これに対して日本テレビ側は，3月1日の放送で誤りを認めて謝罪，同月5日に日本テレビ報道局長が県庁を訪問し知事に謝罪，事件を重くみた日本テレビの久保社長が3月16日に引責辞任するという事態にまで発展しました。

2．マスコミとしてのとんだ記者会見

　筆者が，この一連の経緯の中で特に注目したのが，引責辞任となった日本テレビの社長のドタバタ記者会見の報道でした。これが，マスコミ業界のトップに君臨する人のとるべき態度なのかと思った次第であるからです。

　引責辞任の記者会見は夕方から開始されましたが，報道によると「1社1名のみでカメラはなし」という条件のもと会見が行われたということでした。会見場に入れない記者やカメラマンらが入り口で「入れろ」「だめだ」の押し問答で騒然となったとのこと，しかも屈強の広報部員らが仁王立ちして入ろうとした記者らを追い出す一幕もあったそうです。これが，日頃ジャーナリズムを謳っているマスコミのやることなのかと情けないやら，ばかばかしいやらであきれてしまいました。結局，日本テレビ側は再度同日夜に2回目の記者会見をやる羽目になってしまい，その時の社長の説明が「急な記者会見の知らせだったので，公平を期すために1社1名に制限したこと」，撮影を認めなかったのは「静かな雰囲気の中で話したいとの強い意向があった」という理由を述べています。

　これが，報道機関として，トップの発言とは全くとぼけるのもいい加減にしてくれと言いたい。これが，一般企業のトップの発言なら，辛らつな記事になるのであろうが・・・。

　きっと，日テレの報道局勤務の記者も今回の自社の「ドタバタ会見」について，落胆しているのではないでしょうか。

現場の記者の嘆きが聞こえてくるような気がしてなりません。

3．結局はマスコミも一般企業と変わりなし

今回の事件も,「NHK不祥事事件続発の場合」と全く同じで,普段取材する側の人間が「取材される側」となった場合の実態が明らかになったからです。これが,マスコミの実態なのでしょう。立場が逆転すれば,何等一般の企業と変わらないことが明らかになったということです。筆者としては報道機関の記者会見なら「これが記者会見だ！」という模範例を示してほしかった。本来報道すべき報道機関でさえ,いざ取材される側となった場合,このような体たらくとなるのです。ましてや,日頃記者との付き合いのない医療機関の場合,慌てふためくことは致し方ないのは当然なことなのです。

18-1．内部告発—社会環境の変化—

1．急激な社会情勢の変化

一般企業や医療機関の不祥事がここ数年発覚し社会から非難され続けていますが,この要因には以下のことが考えられます。第一に経済環境が悪化するに伴い,格差社会が顕著となり,不満が鬱積して企業が不当な利得や不正行為を行うことに対して許せないという怒りを外部に発信するようになってきたことが挙げられます。リストラや早期退職,景気の沈

滞，雇用形態の変化，若年者の未就職者の増大，人心の荒廃，政府の無政策に対する怒りなど明るい展望がない社会において，不正な利潤を得ている企業に対しての見る目が厳しくなってきたこと，そしてその行為に対し社会に訴える人々が出てきたこと，いわゆる内部告発者の増大です。第二に，国が業界や企業保護よりの姿勢から消費者・国民向けの姿勢にシフトしてきており，法律あるいは規定，慣例では条件を満たしていても消費者あるいは国民が納得しない限り，許認可しない方針を採り始めたことです。これは大変大きな変化であるし，この方針をしっかり受け止めるべきです。この方針を見誤ると許認可を得るまでに相当の期間を要することを覚悟する必要があります。第三に，急速なIT社会化の到来により，告発しやすい環境が整えられてきたことです。パソコンが急速に普及し始め，1家に1台，場合によっては一人に1台所有している家庭もあり，また会社においてはパソコンなしでは業務遂行困難な迄に業務処理を変えました。このような社会環境のもと，インターネットで情報のやり取りも瞬時に行われ，発信と同時に情報が広く公開され，より多くの人が共有できる状況になりました。

2．内部告発とは

　我が国で「内部告発」という言葉が使用され始めて久しいが，従来の内部告発は厳密にいうと元内部の人による告発が

多かった。しかしここ数年前から組織に在籍している人による告発が目立ってきました。2000年の三菱自動車や雪印工業などの事件で一気にこの言葉が広がり始めました。告発という意味を辞典で調べてみると「悪事・不正をあばくこと，犯人および告訴権者以外の者が，捜査機関に対し犯罪事実を申告して，その捜査と被疑者の訴追を求めること」（三省堂：大辞林）となっており，犯罪と結びつく印象を与えます。欧米では告発する人のことを，「Whistle blower」（笛を吹く人＝警告する）と呼んでいます。元々はスポーツ用語であり，サッカーなどの試合でルール違反者に対して警告を与える役割を担っています。オランダでは「鐘を鳴らす人」という表現が使用されており，地域住民に危険が迫ったときに教会の鐘を鳴らして警告を発したことからきたと言われています。欧米ではこのように社会に警告を発する人という積極的な意味合いを持つ言葉として使用されてきました。それに反して我が国では，反社会的な行為をいう印象が付きまとい，常に暗いイメージがありました。しかし，ここ数年企業や政財界の不祥事を許さないという機運が盛り上がって，我が国でも積極的に内部から告発する人が増えてきました。その結果，従来社会に出ることのないさまざまな不祥事が白日の下にさらされ起業存亡に関わる程の影響力を与えることになってきたのです。

3．マスコミに告発される内部の不祥事

　ここ数年著名な企業の不祥事を挙げてみても，雪印食品，日本ハム，三菱自動車などが思いつきますが，これらの事件はいずれも内部告発に端を発しています。以前の告発はいきなりマスコミや捜査当局になされることが多かったが，公益通報者保護法の成立によって告発手順が定められ，告発しにくい状況となってきました。法律施行によって，今後どれだけ影響を及ぼすかわかりませんが，減少しないものと思われます。それでは，どのような形で内部告発がなされているのか。ある新聞社の記者の話によると，毎日のようにFAXやメール，文書による告発文書が舞い込むとのこと，その中には当然ガセネタとか個人の中傷誹謗も含まれますが，スクープネタも混在しており，1日1件は相談に応じているということでした。またある雑誌の編集長の話によると毎日匿名や実名による情報提供があるといいます。一時，内部告発者に対してメディアから謝礼金を払っているのではないかという噂がありましたが，現実にはそのような謝礼金は払わないとのこと，むしろメディアが取り上げることで謝礼など不要という場合が多いということでした。

4．告発を助長するマニュアル本

　ここ数年書店を覗くと，告発を助長するマニュアル本が販売されているのが目に付きます。読んでみると告発に際して

の心がまえから告発した後の対応，発覚した場合の処遇等々本当に至れり尽くせりの内容でびっくりしました。このようなマニュアル本が出回ることで，内部告発に助長させなければよいと思うのですが。

【参考文献】
・月刊誌「テーミス」2002年10月号

18-2. 内部告発 ―3人寄れば漏洩の危機―

1．情報の隠蔽は絶対不可能と悟るべし

「3人寄れば文殊の知恵」という諺がありますが，こと情報漏洩に関しては「3人寄れば漏洩の危機」と言ってもよいでしょう。最近の医療機関の事件や事故をみても，院内の職員しかもその業務に従事していなければ絶対知りえないという情報が外部に流出しています。いわゆる「内部告発」と言われる類のものです。2000年に起きた「三菱自動車のクレーム・リコール隠し」はまさに，内部告発によって発覚したものであり，浅田農産の鳥インフルエンザ隠蔽事件や北海道警の捜査用報償費不正支出事件もしかりです。この他に内部告発による不祥事発覚を挙げるときがないくらいたくさんあります。筆者も広報業務を担当してメディア関係の研修や業界の方と付き合うなかで，納得したことは「3人以上関与し

たことは必ずばれる。」という情報漏洩の法則があるということです。この法則を知ることによって，あの密室で行われる手術中の事故が世間に明るみに報道される理由が理解できるものと思います。

2．急増する内部告発

　ここ数年一般企業，医療界を問わず内部告発による不祥事が発覚し，世間の注目が浴びせられています。ここまで内部告発が急増した原因として，まず勤務先への帰属意識の低下，職場への不満鬱積と発散できない組織への苛立ち，インターネットの普及，内部告発の社会的評価の高まり等が考えられます。まだまだ企業にとっては堅実な経営体制を崩すことはなく，雇用環境も厳しい状況にあります。退職者の補充採用の見合わせ，派遣社員・契約社員の導入，リストラの推進等々長引く不況で雇用形態も変わり，終身雇用や年功序列の崩壊等で組織に対する忠誠心やモラルが低下してきました。また，読者諸賢もご存知のようにインターネットの掲示板には匿名による意見を公開するホームページが数多くあり，誰でも手軽にかつより多くの人を対象に情報発信が可能となってきました。そして社会全体が企業の不祥事を許さない時代に突入してきたことで，内部告発がしやすい環境になってきたことです。

3．公益通報者保護法の成立

　平成17年6月14日に「公益通報者保護法」(通称，内部告発者保護法) が国会で自民・公明両党の賛成多数で成立しました。この法の骨子は，企業や官公庁の法令違反を内部告発した従業員が，解雇や降格などの不利益処分を受けないよう保護するというもので，平成18年4月からの施行が予定されました。内閣府の説明によれば，不正を告発しやすい環境をつくり，企業の違反行為を未然防止することにあるといいます。そもそもの法整備のきっかけとなったのは，平成14年に内部告発による企業の不祥事が相次いで表面化したことによります。しかし，成立した法案の内容をみると，決して内部告発者を保護する内容には程遠いといえます。まず，保護対象となる告発として刑法，食品衛生法，個人情報保護法など7つのみであり他は政令で定めるという表現にとどまっていること，しかも対象となっている7つの法律にしても告発者が保護されるのは「犯罪行為などが生じ，または，まさに生じようとしている場合に限定されることです。つまり，今まさに犯罪行為が生じようとしている緊急の場合に限定されるということになります。同法によって，告発の通報先も決められた点です。つまり，通報対象事実が生じた場合には，まず勤務先に通報するよう求められていること，手順を踏まずに直接メディアに通報した場合には同法の保護対象とならないことなど，内部告発者にとっては告発そのものを抑制され

る内容となっています。

4．院内の整備

　告発者にとっての告発は金銭目的では全くなく，正義感・使命感による動機がもっとも大きな理由です。中高年の管理職からすれば，昔は例え不遇な扱いをされようとも，反社会的な行為を目撃しようとも，このように外部に告発するという発想自体思い浮かばないことでしょう。世の中の流れを感じさせますが，前述のような雇用環境が大きく変遷した今日，職員の意識と行動も昔と変わってきたこと，その一方で組織のモラルが問われる社会になってきていること，雇用形態の変化により職員の不満や不安を掻き立てる事象が増えていることなど，社会全体が変わってきたことを経営者のみならず職員全体，特に医療機関においては医師や看護師等普段経営に関心のない職種までも認識する必要があります。公益通報者保護法が成立し，告発者には決して有利と思えない内容ですが，だからといって内部告発が減少するかというとそうとも思えません。前述のように，告発者にとって告発は正義感・使命感によるからです。このような現実を踏まえ，今，組織に求められているのは，コンプライアンス（法令順守）経営と風通しのよい組織作り，隠蔽体質など全くない透明な組織の確立であり，組織内においては不祥事の芽を事前に察知するための通報制度を設けることと，不正に立ち向かう経

営トップの姿勢，そして企業倫理の確立なのです。

19. 公益通報者保護法

1．公益通報者保護法の施行

　平成18年4月1日から，「公益通報者保護法」が施行されることになりました。この法の骨子は，企業や官公庁の法令違反を内部告発した従業員が，解雇や降格などの不利益処分を受けないよう保護するというもので，全11条から成り立っています。

　内閣府の説明によれば，不正を告発しやすい環境をつくり，企業の違反行為を未然防止することにあるといいます。そもそもの法整備のきっかけとなったのは，平成14年に内部告発による企業の不祥事が相次いで表面化したことによります。しかし，成立した法案の内容をみると，決して内部告発者を保護する内容には程遠いといえます。

2．公益通報とは

　本法では不正の目的ではなく，国民の生命，身体財産の保護にかかわる法律の違反について通報することを「公益通報」といい，公益通報を行った労働者（派遣労働者，パート・アルバイト等を含む）を「公益通報者」といいます。労働者が公益のために通報した場合に，それを理由とする解雇

は無効であり,その他の不利益な取り扱い(降格,減給等)も禁止されています。また,派遣労働者が派遣先で生じている法令違反行為を通報しても,それを理由とする労働者派遣契約の解除は無効であり,派遣労働者の交代を求めることなども禁止されています。通報先については,事業者内部,行政機関(警察以外の監督権限を有している機関),行政機関以外の事業者外部(報道機関や消費者団体等)の3つが規定され,それぞれの通報先に応じて保護要件が設定されています。具体的には,事業者内部への場合には金品を要求したり,恐喝などの不正目的ではないこと,行政機関の場合には事業者内部への場合の項目に加えて通報内容が真実であると信じる相当の理由(客観的証拠の存在が必要)があること,行政機関以外の事業者外部への場合には,前記の2つの場合の項目に加えて事業者内部や行政機関に通報すると不利益な取り扱いを受ける恐れがある場合や事業者内部への通報では証拠が隠滅されるなどの恐れがある場合,また人の生命,身体への危害が発生する急迫した危険がある場合等については保護されることになります。逆に保護の対象となる項目以外の通報や匿名通報の場合には,本法の対象外となり保護されないことになります。

3. 本法の問題点

本法で保護されるべきものは「公益」であり,それを達成

する手段として「通報者の保護」を設けたといわれています。公益通報された事業者等がこの情報を元に調査することになりますが、その過程において様々な関係者を巻き込み、公益通報の内容、調査、利用、公表等をめぐって民事上、刑事上などの法律問題（例えば、企業が通報によって損害を受けた場合の損害賠償請求、通報のため内部資料を持ち出されたことに対する刑事責任、名誉毀損、プライバシーの侵害等々）が生じるが、本法ではこれらの問題については何等規定を設けていません。したがって、これらの問題が生じた場合には従来の法理、判例で解決されることになります。このように考えると、本法施行によって公益通報者が何処まで保護されるか不明ですし、事業者としても法の運用に伴う負担が課せられるなど、まだまだ適正な運用が図られるかどうか見守る必要があります。

4．今後の影響

前述のようにまだまだ解決すべき問題もいくつか含んでおり、本法が施行前より告発しにくい規定となっています。しかし、施行後告発が減少するかというと、施行前と変わらないか若しくは増加するものと予想されます。医療機関の例をとると、平成17年4月の個人情報保護法施行に伴い患者自身カルテ開示の求めにより情報入手が容易になってきており、その情報を元にマスコミ等に提供することが可能となりまし

た。したがって，職員が医療事故を告発したい時に職員自ら事業者に告発することなく，当該患者に知らせて患者が情報入手してから外部（マスコミ等）に情報発信する方法が考えられるからです。本法施行に際して内閣府では民間事業者が通報を適切に処理するための指針となる「公益通報者保護法に関するガイドライン」を作成し公表しました。今後このガイドラインを参考に通報処理の仕組みの整備に取り組むことが望まれます。某企業が社内コンプライアンス委員会で本法の外部通報の可否を巡り議論が紛糾した時に，同席した弁護士が「会社の恥云々の前に通報者がどの位悩んでいるのか，その心情を皆さんは思いやることができますか」という発言で，外部通報窓口の設置が即断されたという話を雑誌で読んだことがありました。告発は不正を見逃せない，許すことができない怒りであり不正を正したという気持ちの現れであることを十分理解する必要があります。

【参考文献】
- 「時の法令第1724号」独立行政法人　国立印刷局　発行
- 「法律のひろば」VOL.58No.2　2005年2月号　㈱ぎょうせい発行

第4章　情報の漏洩

20. 個人情報保護法に基づくマスコミへの情報提供

1．カルテの写がマスコミへ

　以前，診療に不審な点があって取材を行いたいという申し出が，某新聞社からありました。当院も患者名や取材趣旨を確認し応接室で対応しました。そこに出してきた書類を拝見すると，なんと患者のカルテの写であって，かつ確認すべき項目らしきところにはしっかりとマーカーで印が付けられていました。この場面を見た時には「なんで患者のカルテの写が，新聞社の手にあるのか」と一瞬疑問に思ったものです。確かに，このカルテの患者は，以前病院に対して開示請求をしており，院内で検討した結果特に開示することに問題なしとして情報提供したものでした。このような状況が今後多くなると思われますが，病院のカルテを報道機関に渡すことの是非について述べてみることにします。

2．カルテをマスコミに渡すことの是非

　カルテ内には医師の情報も含まれており，記入した医師の同意を得ないで患者が第三者に写しやコピーを渡すことは，個人情報保護法違反とならないかという疑問が生じてきますが，宇賀克也東大大学院教授が以下の発言をしているので紹介します。『カルテには客観的な検査のデータもあるし，そ

れに対する医師の診断も記載されており，全体が患者の個人情報であることには疑いがないところです。つまり，個人情報というのは個人のさまざまな属性と個人に対する評価とかを全て含んでおり，これら全体が個人情報な訳です。

一方，カルテ作成の医師からすれば，医師が診断したという行為のもとに診断内容を記載している訳ですから，医師個人の情報ともいえます。そういう面からすればカルテは二面性を持っているといえます。だとすると，医師の個人情報の部分に関して第三者提供する場合には医師本人の同意を得なければならないという問題が生じてきます。

それでは，患者本人が個人情報保護法に基づいて自分自身のカルテ開示を求めてきた場合にどうなるのか。法第23条第1項では本人の同意を要しない場合として第1号から第4号まで規定しています。第1号の「法令に基づく場合」とは，他の法令に基づく場合ということではなく，単に「法令に基づく場合」とだけ書かれています。ということは，法第23条第1項第1号の場合には「個人情報保護法」自身も含んでいると解されることになり，患者が当該個人情報保護法に基づいて開示を求めてくる場合，第23条第1項第1号の「法令に基づく場合」が根拠となる。そうなると，医師の個人情報に関する箇所についても，医師の同意を得る必要は全くないということになります。また，医師の評価部分も開示の対象となるかどうかという点については，法第26条の訂正等の求め

では事実だけが対象となっており,評価の部分の訂正までは求めていない規定となっています。法第26条と対比していただければ判ると思いますが,法第25条の開示の規定では,事実だけとは書かれていません。』したがって,評価の部分も含めて開示の対象にしていると解されます。個人情報保護法では医師には開示の義務が課されていると解釈されており,医師から開示しないということはできません。

以上により,医師の記載部分も個人情報となりうることから,本人が第三者に渡すことは法に反しません。なお,参考までに法第2条の定義のなかの「個人に関する情報」には,個人の属性・行動,個人に対する評価,個人が創作した表現等,当該個人と関係するすべての情報が含まれると解されています。

3．カルテ記載の諸注意

個人情報保護法によりカルテの管理は医療機関で行うものの,患者からの預り物という扱いになっており,開示請求があれば「本人の今後治療に影響がある」とか「開示することによって悪影響となる」などのことがなければ開示に応じなければならないとされています。従って,原則本人から開示請求があった場合には,開示は勿論のこと,写を希望された場合にも応じなければならなくなりました。担当医としては医師個人の情報も書き込まれていることから,開示に対して

決していい思いはしないはずですが，法律上は開示もやむなしということになります。

今後，診療に不審を抱いた患者が開示を要求するケースが益々多くなってくるものと予想されることから，カルテの記載方法についても誰に見られてもよい書き方を意識してカルテ作成に取り組まなければいけません。訴訟となれば，唯一の拠り所となるのがカルテであり，必要事項の記載漏れがあってはいけないし，かと言って疑問を持たれる記載も注意しなければなりません。医師自身，自分の身を守る為にも見られてよいと思いつつかつ必要な情報は漏れることなく記載することを心掛けなければなりません。

21. ニード・トゥ・ノウ

1．情報は必ず漏れる

読者諸賢も日頃から経験していると思われますが，情報というものは何時の間にか漏れてしまうものだとつくづく感じます。それがまた，不思議なことに末端の職員が管理職が全く知らない情報を何時の間にかキャッチしているような場合には本当に何処から入手したのか喉から聞きたいくらいの時もあります。院内情報に精通している職員という者が何人か存在するのです。危機管理においては，この情報の漏洩に最も気を使わなければならない訳ですが，いくら厳重に管理し

たつもりでも,そして絶対口外しないようにと厳命したところで情報は漏れてしまうものなのです。どこで,どのような場面で漏れてしまうのか,またどのような情報管理を行えばいいのか考えてみることにします。

2. 意外なところから情報は漏れる

情報は案外,意外なところから漏れることに注意し,かつ知っておく必要があります。秘密すべき情報の漏洩については,それを担当している責任者を始め,直接携わっている人たちの中から漏れることはまずないと言ってもよいでしょう。なぜなら漏洩による直接の実害を蒙るのは関係した人たちだからです。ということは,直接関わった人以外から漏れるということです。思いつくままに列記してみると,まず傍観的な立場にある上層部が考えられます。上層部は単に報告を受ける立場にあり,うっかり会話の中で漏れることが十分あります。また,探りを入れられてつい不注意な発言を行ったりという場合もあります。その上層部に専属秘書や専属運転手がいたりすると,関係者との打ち合わせや携帯電話での応対などから状況を察し,外部に漏れることもあります。特に秘書の場合は真っ先に情報が聞ける立場にあることから,ついつい周囲にとっておきの情報ということで漏れることもあります。運転手の場合は,車中が個室空間ということもあり,リラックスした状態の中で不用意な発言や,気が緩んだ

状態の中での電話応対などで傍聴される場合もあります。職場においても同じことが言えます。周囲に悟られないように電話応対したところで，その仕草や受け答えによって何か機密事項が絡んでいると部下に悟られてしまいます。意外なところと言えば，家人から漏れる場合もあります。帰宅して一杯のアルコールを飲んで不用意な発言をしてしまったところ，事の重大性がよく理解していない家人から近所や友人に漏れることも大いに考えられるのです。

3．トップシークレットの取り扱い

「ニード・トゥ・ノウ」という言葉がありますが，意味としては「知る必要のある人に，その情報を知らせる」という訳になります（佐々淳行著「危機管理のノウハウ・PART 1」PHP研究所発行）。逆の言い方をすると「必要な情報を，必要なときに，必要な人に，必要な限り知らせ，不必要な情報は，不必要な人に知らせない」ということです。よく，「トップシークレット」と言って極々少数の関係者のみにしか知らせないで，後は自分用にファイリングして保管しておく人がいます。最悪なのは何でもかんでも情報を「トップシークレット」扱いにして，入手した情報をすぐ保管してしまう場合です。実際，「トップシークレット＝最重要機密情報」だからと言って極内輪の関係者にしか報告せず，肝心の情報を必要とする部署及び関係者に報告がなく，その後の対

応に非常に苦慮したことがあったという医療機関の話を聞いたことがあります。この話を聞いて秘密情報を取り扱う担当が，「トップシークレット」の意味を履き違えた結果と思いました。このような意味を履き違えることがないように，知る必要のある人に情報を知らせ，そして判断材料として活用・運用されることで，その情報が生きるということを十分認識する必要があります。折角入手した情報が意味を履き違えた担当者によって漏洩のことばかりに気を取られ，生かされず死蔵されてしまっては何のための秘密情報かと言いたくもなります。情報は私物ではないということを知ることです。

4．情報の独り歩き

　また，情報伝達で注意を要することは，時に情報が勝手に独り歩きする場合があるということです。例えば，ある重要事項について早急に関係部署のコンセンサスを得る必要が生じた時に，部下から「○○課は同意しました」とか「△△室は難色を示しています」といった報告があがってくることがあります。その場合上司はその報告を鵜呑みにしてトップに取り次ぐ前に必ず「○○課の誰の意見か？」と聞き返し，そのソースを確認することが肝腎です。○○課の課長が言ったのか，係長なのか，一体誰の意見かということが大切なのです。要するに，権限も責任もない一係長クラスの非公式見解にすぎない意見が，いつの間にか「○○課の意見」としてま

かりとおることもあるからです。一方，上司が発言した何気ない一言が「上司からの指示」ということで部内および部下に伝わり，意に反して違った行動をとる場合もあります。危機発生の際は情報管理をきちんと行い，情報の伝達は平常時と異なり正確にかつ確実に，必要な部署・人に伝わらなければなりません。

【参考文献】
・佐々淳行著「危機管理のノウハウ・PART1」PHP研究所発行
・佐々淳行著「危機管理のノウハウ・PART2」PHP研究所発行

22. 医療事故に伴う経済的損失
―1件の医療事故により生ずる損失―

1．1件の事故で発生する損失費用

　筆者の手元に2つの研究資料があります。「医療経営からみた医療事故および必要となる費用に関する研究」（今村知明著）と「医療事故に伴う病院の経済的損失に関する調査研究」（赤瀬朋秀・磯貝行秀共著）です。医療事故でマスコミに叩かれ，訴訟を幾度となく経験している筆者にとって非常に関心のある研究内容でした。損害賠償額や原告勝訴率，裁

判費用など興味のある方はご一読下さい。参考までに，日本弁護士連合会が平成17年3月8日付で「2005年アンケート結果版　アンケート結果にもとづく市民のための弁護士報酬の目安」を公表しています。このアンケートには医療事故に関する費用も紹介されており，どの程度の費用を要するのか目安として参照してみてはいかがでしょうか。

2．直接的・間接的な損失

一方，赤瀬朋秀・磯貝行秀両氏は某医療機関で実際起こった医療事故をもとに経済的ダメージを数値化しています。直接的な損失としては，事後処理に係る時間，資料作成に係る時間，外部調査委員会発足に係る費用，訴訟関係費用，患者遺族への補償等であり，間接的な損失としては，事故に伴う人的資源の流出，患者離れに伴う減収，職員教育に係る費用等を挙げています。

3．数値には表れない職員の士気の低下

2つの研究資料には紹介されていないもののいくつかを述べます。まず一つ目は，事故後の職員の士気低下が非常に大きいということです。医療事故が与える社会的インパクトが大きければ大きい程，報道機関の取り上げ方も大きくなり，その結果損失も遥かに莫大となってきます。それにも増して，一般の方や患者からの苦情や診療に対する不信感の増

大,連日のマスコミ攻勢による疲労の蓄積,長時間に亘る患者への説明時間の拘束等々で職員の意欲減退や士気低下,萎縮診療がちになり,その結果院内全体が暗い状況に陥り嵐の去るのを待つ日々となってしまいます。そして回復が長引けば長引く程院内の活気がなくなり職員の気持ちが益々滅入って来るのです。このような状況は決して医療事故を経験した医療機関でないと理解できないと思われます。打開策としては,全職員一致団結して真剣に改革に取り組むという意気込みをもち推進しないと閉院に追い込まれることも考えられるのです。二つ目としては,技術的な未熟さで事故発生したなら修練を積ませることで技術向上も図れますが,システム・構造上の問題で医療事故が起きたなら,改修・改善を行う必要が生じることになり,当然その費用も莫大になる可能性があるということです。場合によっては,この改修・改善を早急に取り組まなければ一歩も回復しないということもあるでしょう。某医療機関の場合には事故が発生した際,事故を契機に全手術室にビデオモニターを設置したり,入院患者の観察する際の死角をなくすための病棟の改築,ハートモニターの増設,カルテを電子カルテに切り替えるなど行い,数億の費用を要したということでした。

4．医療安全を怠るなかれ

　「医療事故は完全に無くすことはできない」と言われてい

ます。それは医療とは元々「不確実性なもの」であるから。だからと言って、医療事故が起きていいというものではありません。事故はいつ何時発生するかも知れない。安全対策にこれで「OK」ということは絶対ありません。安全対策に取り組めば組む程、多額の費用を要します。しかし、費用をケチった為に、1件の医療事故で数千万円の損害賠償金を支払い、社会的信頼を失い、病院存亡の危機に立たされることを考えれば医療安全のために注ぎ込む費用は決して高くはないのです。なぜなら、今後益々医療に対する一般市民の見つめる視線が厳しくなると予想され、今以上に紛争が増加すると考えられるからです。実際、法曹関係者は司法試験合格者が今後増加することに伴い、我が国もアメリカ社会のように「訴訟社会」となるであろうと予測しています。「民事事件の数は、弁護士数に比例する」という法則が弁護士界でいわれているということです。どういうことかというと、民事事件の訴訟手続きを考えると、弁護士がいなければ訴訟手続きさえ困難になるし、一人当たりの弁護士の受託件数にも限りがあることから自ずと訴訟件数が限られてきてしまいますが、将来弁護士数が増加することで、従来訴訟まで及ばなかった案件や当事者同士和解で済んでいた事件が訴訟に至るケースが増加するものと思われるからです。

【参考文献】

・「医療経営からみた医療事故および必要となる費用に関する研究」 今村知明著

　　　　　　第52巻第5号「厚生の指標」2005年5月
・「医療事故に伴う病院の経済的損失に関する調査研究」 赤瀬朋秀・磯貝行秀共著

　　　　　　　　　　　　　　月刊保険診療2005年6月
・「救急医学」第29巻第11号　2005年10月

第5章

医療訴訟

23. 訴訟と和解―現状と和解―

1. 訴訟と和解の現状

　医療訴訟は，過去10年間で新受件数が2倍強と増えています。このような状況の中で，医事関係訴訟事件の終局区分別既済件数及びその割合を調べてみると，平成4年の終局件数364件に対し，判決152件（41.8%），和解165件（45.8）という結果になっています。これが10年後の平成14年には終局件数853件に対し，判決373件（43.7%），和解374件（43.8）という結果（平成15年の医療関係訴訟データ：最高裁判所発表データによる）になっており，判決と和解が半々となっています。その他は請求の放棄，取り下げ等となっています。この結果から，事故発生後早期対応を実施することで医療機関と患者側で和解が成立するケースが多いこと，逆に医療機関の患者側に対する不誠実な対応や隠蔽等により患者側が対決

姿勢を強め訴訟に発展するといわれています。

2．和解とは

　紛争が起きた際の解決手段にはさまざまな方法がありますが，和解もその一つです。和解には「裁判外の和解」と「裁判上の和解」があります。裁判外の和解とは，裁判によらない示談や起訴前の和解をいい，訴訟手続き進行中に裁判所からの勧告を受けて行う和解を裁判上の和解といいます。事故が発生した場合に患者側・医療機関側が話し合いによって，医療機関側が謝罪し，患者側が譲歩して双方納得のいく形で合意が行われるのが一番理想ですが，医療機関側に誠意ある対応がない場合とか，裁判で白黒の決着をつけたいという患者側の意向で訴訟となるケースも多々あります。しかし，後述のように医療機関側に体力がないと判断される場合や社会的な信用失墜を防ぐ意味から訴訟提起後においても患者側と和解の方向で勧めることが得策といえます。患者側からすれば，裁判に訴えるということは，不条理な医療機関側の対応を公判の場で「私怨を晴らす」ことが目的となっている場合が多く，このような場合においても，地道に和解の方向で解決を図ることです。

3．和解のすすめ

　和解のメリットとして，裁判を起こすと場合によっては一

審判決で決着がつかず二審，三審にまでおよび最終確定までに長期間の時間と多額な費用を要しますが，和解の場合は早期解決が可能となること，判決では法律で白黒の決着がついてしまいますが，和解であれば双方の歩み寄りによってある程度妥協できる解決が図れること，裁判上の和解の場合は判決と同等の効力があり強制執行も可能であることなどです。患者側の中には和解を勧めると，裁判官と弁護士が「なあなあ」で訴訟を行っているという印象を与え不信感を持たれる場合もあると聞きますが，裁判によるデメリットを考えて根気強く患者側と交渉する必要があります。

　前述のように，医療機関の患者側に対する不誠実な対応や隠蔽等により誠意のない医療機関側に対決姿勢を強め訴訟に発展することになりますが，訴訟前は対患者のみであった関係が，訴訟となった後は対社会という関係に変わってきます。これは何を意味しているかというと，個人対医療機関が，社会対医療機関という構図となり社会全体を相手に対応しなければならないことになり，社会的イメージの下落，信用の失墜など相当なダメージを被る結果となり医療機関に多大な損失を生じることになります。弁護士の児玉安司氏は，これらの損失を考えると訴訟となる前に和解に応じた方が得策の場合もあります。ましてや体力がないと判断される場合はなお更のことであると言っています。また過去の判例をみてもなぜこのようなことで訴訟を行っているのか，一刻も早く

175

謝って賠償金を支払って解決しようとしないのか不思議に思う事例がたくさんあるとも言っています。事故発生後警察や都道府県に届出て，そこから情報が漏れてマスコミに知れ渡りその対応に精根尽き果て，挙句の果てにマスコミに叩かれ社会からは非難されることを想定すれば，まずは患者・家族，遺族に対して誠心誠意十分な説明を行い，和解に持ち込むことです。

4．医療機関の対応

ここ数年，医療界は医療事故の頻発で社会的に大きく信頼感を損ねてきました。隠蔽体質，不十分な説明，医療技術の未熟，医局のあり方，医学教育の見直し等々，医療に関する諸問題が一気に吹き出た感じがしました。これら指摘されてきた項目も一つ一つ改善の兆しをみせ，社会が納得し信頼を回復すべき努力も行ってきています。しかし，相変わらず医療事故は減らない。人間が行う行為でもあるからです。医療事故発生後患者からまず求められることは，まずなぜ起きたのか（原因），対処することが困難であったのかです。以前から説明してきましたが，医療界も一般企業同様公明性・透明性が求められていること，パターナリズムは過去の時代のものであること，事故の際の説明義務と責任を求められていることを医療に従事する全ての人が認識することが肝心であるのです。

第 5 章　医療訴訟

24. 訴訟の回避—訴訟化の回避—

1. 医事紛争状況

　我が国における医療事故や医事紛争の総数は届出システムがないために不明な状況にあります。また，日本医師会の医師賠償責任保険の保険金支払い件数も詳細は全くといっていいほど不明の状況にあります。その中において樋口正俊氏（樋口産婦人科医院）（「周産期医学」Vol.31 no.9 2001-9）によると，東京都医師会における医事紛争発生状況として平成12年度103件受理し，その内免責金額100万円を超える件数は51件であり，未解決が93件となっています。一方，押田茂實教授（日大医学部）（「医療とリスクマネジメント」綜合臨床 2002.10/Vol.51/No.10）によると，100件の医事紛争が発生した場合に30％が消失し，40％が見舞金等の支払いで決着，20％が弁護士の介在で示談決着，残りの10％が訴訟になるものと推測されると言っています。10％の訴訟の内訳として，2％が取り下げられ，5％が和解，判決に至るのが3％と推測されます。3％の訴訟のうち診療側の無過失が2/3で，1/3が診療側に損害賠償請求されていると推測されます。この数値から推測すると，医事紛争の総数は約6,000～9,000件程度見込まれると言っています。米国の調査によると，医療ミス等で死亡する人が交通事故死亡者より若干上回っているという報告がなされています。この調査報告をもとに我が国の実

態を照らし合わせると，平成18年の我が国の交通事故死亡者は6,352人（警察庁調べ）となっており，この人数と同等の患者が医療ミス等で死亡していると推測すれば，1日に18人ずつ死亡していることになります。

2．医療訴訟提訴の回避

　前述のように，推測によれば，1日18人の患者が死亡している計算になるという結果には驚かされましたが，医療の高度化・複雑化に伴って今後も医療事故で死亡される患者の数は減らないものと思われます。医療事故による死に対しては，患者家族は勿論のこと，主治医にも大きな悲しみと苦しみをもたらします。そして死に対して納得のいかない家族にとっては，医療機関側との話し合いか訴訟のいずれかで決着をつけることになります。生前の治療に対して誠心誠意対応し，家族からみても献身的な治療を行ったと印象づけられれば医療機関側との話し合いにも応じられる見込みも考えられますが，全く誠意のない主治医の対応では話をするきっかけすら家族は受け付けません。場合によっては，すぐ弁護士をたて医師を訴える手段をとることもあり得ます。医療は不確実な行為であり，絶対ということはないと言われています。だからこそ，患者・家族の意思を汲み取り誠実な対応と的確な治療が求められるのです。「社会あるところに法あり」「社会あるところに紛争あり」という言葉がありますが，至ると

ころ紛争が勃発している感じがします。最近は，メディアの影響もあり，何か少しでもトラブルとすぐに訴えてやると言った風潮があり，話し合いに応じる状況すらないこともあります。ましてや，訴訟は紛争解決の手段ではありますが，見方を変えれば闘争の場でもあります。そのような場で決着をつけるということは，医師・家族のいずれかが勝訴したとしても素直に喜べない気持ちが残ります。民事事件であれば最終的に金銭で決着をつけることになり，刑事事件の場合においては医師の過失の有無が問われます。患者家族としては，金銭決着より，医師の過失を問いたいが為に提訴する。それはやはり治療に対する医師の不誠実な対応と，十分な説明責任がなされない結果の表れと思うのです。今まで説明してきましたが，患者側は医師あるいは医療機関側に対し，謝罪，事実経過，真相の究明，再発防止の取組を求めているのであり，これらのことが医療機関側から公表されないことで，裁判で明らかにしようとしているのです。医療事故で死亡したことが事実であれば隠すことなく事実を公表し，誠意ある対応をすることで提訴は防げるものと思われるのです。

3．患者の権利宣言

今から20年前に医療過誤訴訟の患者側弁護士グループや医師・市民が加わって発表した「患者の権利宣言」をご存知でしょうか。全6項目からなり冒頭で「すべての人は，その人

格を尊重され健康に生きる権利を有しています。健康を回復・維持または増進するため，医療従事者の助言・協力を得て，自らの意思と選択のもとに，最善の医療を受けることは人としての基本的権利です。」と宣言しています。そして，1．個人の尊厳　2．平等な医療を受ける権利　3．最善の医療を受ける権利　4．知る権利　5．自己決定権　6．プライバシーの権利　という6項目を宣言として謳っています。内容を見てみると，起草から20年を経過した現在，宣言でいう患者の権利は広まったのでしょうか。患者本位の医療，患者主体の医療，患者様第一の医療等々の医療機関は数多いですが，本当に言葉通り実践している医療機関がどれ程あるのでしょうか。宣言後20年経過した今，本当にこれら6項目が実践されているかと問われたら，まだまだ遠い道のりのような気がします。宣言の前文後段に「・・より良い医療を実現することに向けて，この権利宣言が患者と医療従事者とが手を結びあう第一歩となることを確信します。」と結んでいます。この言葉通り，もう一度この「患者の権利宣言」を医療従事者全員が理解し，本当の患者が望む医療に取り組まなければならない時代になってきたことを認識する必要があると思われます。

【参考文献】
・「医療とリスクマネジメント」綜合臨床　2002.10/Vol.51/No.10

・「医師会における医療事故，医事紛争の実際的対応」周産期医学　Vol.31 no.9　2001-9

25. 医療訴訟

1．医療訴訟になるということ

　まず，認識すべきことは，医療訴訟の多くが「医師のとるべき適切な処置を怠ったから違法である。ゆえに損害賠償せよ」という枠組みで扱われるということです。では適切な処置とは何かというと，事故当時の医学水準の治療が行われ，かつ適正な管理のもとで治療が行われたかどうかということです。医療訴訟の原因は全てコミュニケーションギャップから生じているという専門家もいます。コミュニケーションとは「人間が互いに意思・感情・思考を伝達し合うこと。言語・文字その他視覚・聴覚に訴える身振り・表情・声などの手段によって行う。」（大辞林，三省堂）という意味であり，意思の疎通を図るために最も大切なことです。医師と患者の間は対等と言われていますが，専門的な医学知識を持たない患者にとって医学的知識・情報量は医師にかないません。だからこそ患者が治療に関して選択できるように平易な対応が求められるのです。

2．患者家族・遺族の気持ち

　医療事故が起きた時に，医療機関および医師は患者家族や遺族がどのような気持ちで訴訟を起こしているのかを知ることです。被害者の会の声を聞くと，まず事故に対して謝罪してほしいこと，何故事故が起きたのか本当のことを知りたいこと（原因），現在の状況を正確に教えてほしいこと，同じような事故を繰り返さないようにしてほしいこと（再発防止），事故に対して補償をしてほしいこと（責任）などを求めています。このなかで特に，原因究明と再発防止，損害賠償が肝心と思われます。患者・家族が訴訟を考える場合というのはコミュニケーションギャップから生じると解説しましたが，もう少し具体的に説明すると①治療行為を行う前の説明がなかったか，あるいは不十分であった。②事故が起きた後の説明がなかったか，あるいは不十分であった。③事故が起きた後に医療機関側に不適切な対応があった。場合であるといえます。医療機関あるいは医師においても，医療の限界と不確実性を謙虚に説明し，最善を尽くすことは申すまでもないですが，予期せぬ不可抗力で急変する場合もあることを十分理解してもらう必要があります。間違っても昔の「俺に任せなさい」主義で，患者の声に耳を貸さないような対応は慎まなければなりません。

3．医師の甘い判断

　医療事故はいつ何時どの医療機関でも発生する可能性があります。一番いいのは刑事事件となった医療訴訟で公判中の裁判を傍聴することです。被告人となった医師の惨めな姿に生涯1度たりともならないとは言い切れないのです。名誉も地位も一瞬にして失うことを想像してみても恐ろしいことです。日々多忙な医師にとって，多くの患者と接しているうちに医療の本質を忘れがちになってしまいますが，患者本位の医療を決して疎かにしてはいけません。

　他人の意見に耳を貸さない医師程，傲慢な医師程，技量に自信ある医師程，患者対応が横柄な医師程問題を起こすことが多いのです。医療行為が正当として認められる3条件（①治療を目的としていること，②医学上一般に承認された手段・方法をもって行われること，③患者の承諾があること）を常に念頭に置き診療に専念すること，医療行為と傷害罪が常に紙一重であることを自覚し，法令に関心の薄い医師に対しては事務職員が法令順守するように啓蒙する必要があります。現役で活躍していた頃の状況を知っている医師などが証言台を前にして，やせ細った白髪姿の様子をみると厳しい取調べがあったものと予想され，被告人としてのつらい立場に置かれている状況が察しられることもあります。

4．医師法を知らない医師

　訴訟となって証言台に立たされた被告医師に対して，相手弁護士や検察官から聞かれる質問のなかに「あなたは医師法の○○についてご存知でしたか」とか「医師法第○条に何が書かれているのかご存知ですか」とかある。証言台に立たされた医師にとって冷静でいられる状態でない中で答えられないでいると，軽蔑したような声で「医師法の○○も知らないのか」とか「医師法も知らないで医師をやっているのか」という非難めいた発言を聞かされることがあります。このようなやり取りを聞いていると，本当にプライドを傷つけられ，医師の尊厳など全く無視され，一被告人扱いされているのが実感できます。特に刑事事件は医師個人の責任が問われるので，民事事件とは異なり厳しい責任追及が警察や検察庁によって行われます。医療事故による法的責任として，損害賠償等の民事責任，業務上過失致死等の刑事責任，そして医師免許取消しや業務停止等の行政処分があります。医療訴訟として第１審裁判所に提訴された件数はここ10年間で倍増しており今後も増加傾向にあります。一方，医療訴訟の平均審理期間は主な地裁に医療事件集中部が設置され，裁判の迅速化が図られ始めたように医療訴訟も大きく変わろうとしています。「医事紛争あすは我が身の臨床医」という言葉がありますが，本当にこの言葉を実感して患者との信頼関係を構築し日々診療に取り組むことです。

第5章 医療訴訟

5．医療訴訟の現状

医療訴訟がどの程度起きているのかを，最高裁判所事務総局が公表している最高裁判所発表データ（民事訴訟統計）によると，平成5年に年間の新受件数（その年に新しく受けつけた訴訟件数）が442件であったのが，その後増加し続けて10年後の平成14年には896件と2倍強と増えています。また，既済件数（その年に事件が判決や和解などで終了した事件数）をみてみると平成4年には364件であったものが，10年後の平成14年には853件とやはり増加しています。未済件数（年末に審理中となっている事件数）をみてみると，平成4年に1,257件であったのが，10年後の平成14年には2,010件と倍近くなっている。この未済件数は各地方裁判所で争われている件数であり，この2割相当の件数が高等裁判所で争われていると予想されることから，両方合わせて約2,500件の医療訴訟が継続している状況といえます。医事訴訟というと，長期化というイメージがあり，平成4年には平均審理期間が39.8ヶ月要していました。しかし，医事関係訴訟などの「専門訴訟」に関しては，社会的な注目が集まっていることから，各地裁に「医療集中部」を設置。医療訴訟を専門とする裁判官に担当させることで医学知識を蓄積することで医師などに尋ねる手間が省けたこと，従来のやり方を改め，事前に争点を絞り込んだ上で法廷に臨むやり方で審理の短縮化への取り組み方が功を奏した結果，平成15年には27.7ヶ月という

短い平均審理期間となりました。以上，紹介してきたデータは民事事件の件数であって，刑事事件の件数も比例して増加傾向にあると思われます。

6．刑事事件の異常に高い有罪率

　読者諸賢はご存知だろうか，我が国の刑事裁判の第一審（地裁）における被告の有罪率の高さを。司法統計年報によると，1965年以降の40年間有罪率は99％を超えており，最近では，99.93％と限りなく100％に近い数字となっています。これは，外国に比べて異常に高い数値となっています。これは我が国では公判が維持できるだけの証拠が揃って，かつ有罪判決が見込まれるものだけを起訴するからと言われています。被疑者を拘置して徹底的に取り調べ，関係者の証言や物証と整合させ，細部に至るまで入念に調べて調書を軸に解明していく手法によるものであり，「精密司法」とも呼ばれています。したがって，一旦起訴した以上は検察官もあらゆる手立てを駆使して有罪判決に持ち込もうとします。同じ司法を担う裁判官とて，起訴した案件は当然用意周到に捜査を行って有罪が濃厚と思われることから，明確に無罪を証明する事実がなき場合には有罪という姿勢があるとも言われています。改めて言いますが，刑事事件として起訴されると言うことは，限りなく有罪となる確率が高いということを認識することです。逆に言えば，起訴された場合に内容を覆し無罪

を勝ち取ることが非常に困難であるということです。

7．被告人

　刑事訴訟法の原則から言うと逮捕や起訴されても，無罪の推定が働いているはずであるが，現実そうとも言えません。それは我が国では逮捕されることによって社会的にみると限りなく黒に近いグレーの扱いであり，起訴されるものなら黒という印象を与えます。そして，裁判では検察官が有罪を前提に追求してくるので，ますます真っ黒という印象を与えることになります。前述のように，逮捕された時点では「被疑者」であり，マスコミで言うところの「容疑者」扱いなのです。通常呼ばれている「被告人」とは，検察官が犯人として起訴した人のことを指します。したがって，起訴されるということは犯人である疑いが濃厚であるということになります。ということは不起訴になるということは，検察官が被疑者を取り調べて犯人ではないと判断した結果であるといえます。しかし，被告人と呼ばれたからと言って必ずしもまだ犯人と決定したわけではありません。裁判によっては無罪になることもあるからです。我が国では3審制を採用しており，1審で敗訴しても控訴や上告により裁判が続く限り被告人のままであり，有罪が確定した時点で初めて犯人ということになります。先日の新聞のコラム欄に，ある事件で訴えられた知人のことが掲載されていたので紹介します。この知人は訴

えを受けたが，受けたとたんに「被告」といわれ，訴えた方は「原告」と呼ばれたことに対し，被告と呼ばれるたびに自分が悪いことをした人間みたいに感じてしまったとのこと。この呼び名だけでも何とかしてもらいたいと。更に，弁護士によると被告は原告に比べて不利な立場になるという。結局のところ，知人が和解に応じてしまい，事実上被告の敗訴となったとのこと。この記事を読んで，医療訴訟においては患者が「原告＝善人」，医師が「被告＝悪人」ということにされ，裁判においても患者有利という印象が拭えません。ましてや，医療事故で医師が起訴された場合には，限りなく有罪となる確率が高いという結論に至るのです。患者に訴えられる可能性が全くないと絶対言い切れない現状を意識し，日々の診療に手落ちがないように十分に配慮を行い，十分なインフォームド・コンセントを行うことです。なぜなら，訴訟の原因となる最たるものが，患者とのコミュニケーション・ギャップなのですから。

【参考文献】
・医事紛争実務ハンドブック　金芳堂発行

第5章 医療訴訟

26. 被告人の立場

1．公判における被告人の姿

　広報室在籍中，医療訴訟の公判を傍聴する機会があり，月に1～2回東京地方裁判所に出向いていました。そこで公判中の被告人の姿を毎回目にしていますが，毎回つくづく感じることは日々診療に当たっている医師の被告人となった医師の姿を一度でも直に見てもらいたいということです。被告人となった医師の姿を一目でも見れば，明日は我が身と思いその後の診療の取り組み方が変わると思われるからです。毎日たくさんの患者の診療にあたっている医師のほとんどが寝食を惜しんで熱心に患者のために尽くしていることと思われますが，なかには惰性・打算的な考えで診療に従事している医師もいることでしょう。まさか自分が被告人になるとは全く考えていない医師がほんどであろうし，仮に医療事故が発生しても損害賠償金を支払うことで解決が図れるものと考える医師が多いことも事実です。しかし，本当にその程度で納まる話しでしょうか。そう思う医師は実際に刑事被告人となった医師の姿を見ていないからだと思います。実際刑事被告人となった自分，証言台に立って鋭い検察側の質問，傍聴席からの被害者家族の突き刺さるような視線，自分の今後の人生設計，医師免許取消しの有無，被害者家族への損害賠償金の工面等々・・・想像してみて下さい。

2．いつ同じ立場になるかも知れない

　医療事故はいつ・なんどき発生するかわかりません。入念な検査を行い，一定割合で生ずる合併症のことや予期せぬ不可抗力が生ずる場合もあり得るなどの十分なインフォームド・コンセントを実施し，万全を期して手術に望んだとしても事故は起こりえます。初めから事故を予期して手術を実施する医師はいないと思いますが，止血しても止血しても出血する術創，ショックを与えるも低下する心拍等々，いざ自分自身が事故に直面した場合に，うろたえ，パニックになり冷静さを失う状況となります。医療に携わる医師にとって決して他人事とは思えません。しかし，自分だけはという気持ちの医師がほとんどというなかにおいて，常に謙虚にそして最大限の注意を払い真摯に全力で取り組む必要があります。

3．被害者の気持ち

　医師は最愛なる身内を亡くした患者の気持ちを，一度でも考えたことがあるでしょうか。筆者も親や兄弟を既に亡くしていますが，そのいずれもが病死であるにもかかわらず，出棺に際しては無性に涙が出て悲しかった。その時，病気で亡くなってさえ悲しいのに，医療事故で亡くなった場合の悲しさ，殺されたという憎しみとは相当期間癒されるものではないし，一生医療機関を，主治医を恨むことであろうと実感しました。この気持ちは医療事故で不幸にも亡くされた家族に

しか理解しえないものと思います。本当は自分の力で主治医を抹殺したいと考えるも，法治国家である我が国では行えない。しかし，主治医としては，これ程家族の憎しみがあるということを察しなければいけません。二度と戻らないからこそ家族は医療機関および医師に対し亡くなった原因の真相究明を求めるのであり，本当のことを知りたいという患者家族の気持ちを理解する必要があります。そして医師に対して誠意ある謝罪を求めていることです。たとえ過失や不可抗力で生じた場合においても誠実に対応することが礼儀であり，謝罪したからといって過失を認めたことにはならないこと，従来損害保険会社の方でも過失なき場合には絶対に謝罪してはならないと医師に説明してきたことで，現在その言いつけを守り続けている医師もいると聞きますが，損害保険会社も時代の流れでまずは誠意ある謝罪を患者家族に行うように医師に説明している現状を認識すべきです。そして事故に遭った家族が望むことは今後二度と同じ事故を起こさないようにと願うのが再発防止策です。裁判を傍聴して家族が証言台に立ち裁判長から裁判所に望むことは何かと問われ，家族が言うことは「極刑を望む」ということです。「極刑」とは「死刑」を意味しており，家族の主治医に対する怒りがこの言葉となっていることを肝に銘じる必要があります。そして「極刑」が無理なら現行法で認められる最高刑を望んでいるということもしばしば耳にします。

4. 医師免許剥奪の危機

　厚生労働省の諮問機関である医道審議会は，民事訴訟で医師の過失が認定された場合でも行政処分の対象で検討を始めたことで，これまで見逃されてきた民事訴訟で敗訴した医師についても処分が下される方向になりました。従来，民事訴訟は和解が行われると掌握するのが困難でありましたが，医療事故を繰り返すリピーター医師の問題が深刻化するなかで，これまで刑事事件にならない医療ミスを理由に医道審議会に医師免許を取消しされなかった医師でも，今後はその時の医療水準に照らして，明白な注意義務違反が認められる場合には処分の対象として取り扱う旨の意見を表明しやっと対策に乗り出しました。

5. 被告人とならない為に

　イギリスのサケット氏は医療について「科学的な証拠に基づく診療は53％に過ぎず，（中略），不確定要素の強い分野である」といっています。医療は不確実性・不確定要素を含んでおり，医療行為そのものがリスクを伴う行為で100％事故防止は不可能であるという認識を医師全員が理解することにあります。医療訴訟を専門に担当されてきた児玉弁護士は「患者のニーズをよく聞き，それに応じた医療を日々実践することを真剣に取り組むべきであること，医療事故が発生した場合には事故原因の究明を行い患者側に誠意をもって十分

な説明をすることが重要であること,過失がないと判明した場合には毅然と主張するしかない」と話をされていました。16歳の娘を医療ミスで亡くされた宗像市の小児科医久能恒子氏は訴訟に踏み切ったのは「心ない医療は断じて許されないことを示したかっただけなのです」と訴えていました。この言葉を肝に銘じ日々の診療に真剣に取り組むことが今求められているのです。

27. 起訴・不起訴の分かれ目

1. 起訴に怯える医師たち

以前,某大学院主催の「医療過誤刑事事件」と題したシンポジウムが開催されました。筆者も頻発する医療事故と日頃から接触していたこともあり参加しました。参加者は一般の人以外に医師や弁護士,法科大学院生,看護師等の医療従事者などなど数百名を越す参加者で,多くの質疑応答がなされ予定時間を大幅に超過して終了しました。最近の医療を取り巻く環境の厳しさをつくづく感じ,医療事故に対する関心度の高さを実感した次第です。

医療機関側の弁護を担当している弁護士から,ここ数年「医師は医療事故で逮捕されることに戦々恐々となっている」という状況報告がありました。テレビや新聞でも,医療事故の場合大々的に報道されることから,社会に与えるインパ

クトが非常に大きいものがあります。そういう意味において，「明日は我が身」と考える医師も多いのではないでしょうか。しかし，実際医師が逮捕された事例は，過去にたった4件しかないという報告がなされていました。出席していた元裁判官の話によると，治療の結果が悪ければ全て処罰の対象と考えておられる方もいるが，合併症や当然予測される事態に陥って結果が悪くなった場合は処罰の対象とはならないこと，要するに避けられるのに避けなかったいわゆる「医療過誤」が処罰の対象となるということを強調していたのが印象的でした。

2．起訴・不起訴の判断

前述の会の締め括りに司会者から医療事故を起訴する側の検察官の話がほとんど聞かれないが，以前東京地検の検察官が雑誌の取材に応じたことがあって，その時に医療現場で事故が発生した場合に起訴するかどうかの判断をどこで決めているのか8項目を挙げていたということで紹介していたので列記します。

①患者又は家族（遺族）の告発があるのかどうか　②事故がどれ程重大なのか（註：重大とは結果の重大性をいう）　③行為の悪質性の度合い（註：悪質という言葉には2通りの要素が考えられ，重大な過失を犯した場合の悪質性と事故後に事実を隠蔽しようとしている悪質性である）　④過失が明白なのかどうか（註：医学界でも議論の余地のあるような過失

の場合には起訴されない）　⑤賠償を支払っていない場合や，謝罪をしていないという場合に起訴される傾向にある　⑥メディアがどの程度関心を持っているか（註：メディアがへんな騒ぎ方をすることによって捜査当局が大変なプレッシャーを感じることもある）　⑦専門家集団（学会や医師会等）の中で，どの程度の懲罰が行われているのか　⑧訴追することで事故を抑制することが期待できる場合　の以上8項目を総合的に検討して起訴又は不起訴の判断をしているということを紹介していました。ぜひ，医療従事者，特に管理責任者はこの8項目を熟知して，診療にあたられてほしいものです。

3．なぜ患者・家族は訴訟を起こすのか

　医療事故の講演会や遺族との対談等でよく耳にするのが，まず生命・健康の回復を切望（金の問題ではなく願いが叶う訳ではないが，一番の望みであることを知ってほしい）していることです。次に原因究明（何が起こったのか真実を知りたい，情報開示と説明責任を果たしてほしい）を行ってほしいということです。そして法的責任の明確化と謝罪（事故の責任所在を明らかにし，誤りを人間として素直に謝罪してほしい）を望んでいます。続いて再発防止（二度と同じ過ちを繰り返さないために誠実に取り組んでもらいたい）に全力で取り組んでもらいたいこと。最後に補償（最初から補償を持ち出すことはない）ということです。

事故の被害者は最初から刑事裁判や民事裁判を望んでいる訳ではなく，医療機関の対応があまりにも不誠実で，患者・家族の願いが踏み躙られることでやむを得ず裁判に訴えることになります。そしてなによりも，命をないがしろにされて憤りが大きいことによります。

　以下に患者側に立った弁護をしている弁護士が，医療機関のどういう対応によって被害者が刑事責任追及しようとしたかについて述べているので紹介します。

① カルテに事故に関する記載がされていないとか，事故であるにも関わらず死亡診断書の死因欄に「病死及び自然死」と記入したり，カルテの改竄・破棄などで，事実解明の手がかりとなる客観的な記録が歪められた。

② 死因不明なのに解剖しなかったり，事故調査委員会を設置して解明しようとしなかったりして，自ら真実を解明しようとしない場合。

③ 事故直後に説明がなかったり，カルテ開示を拒否したり，説明会の申し入れを拒否したり，事故の核心に触れる質問に正面から答えなかったり，被害を患者の疾患のせいにしたり，非を認めず一言も謝罪しなかったりして真実を患者・家族に正直に説明しない場合。

　主な項目を挙げてみたが，最後にその弁護士が言うには「患者・家族から刑事責任を追及されないためには，医療機関がまず被害と向き合い，被害者を置き去りにしない医療安

全対策を講じることです。そして，医療機関自らが原因究明を行い，情報開示と説明責任，謝罪と再発防止に誠実に取り組むことです。」

4．臆することのない臨床医

医師にとって，患者に対する説明をどこまですべきか気になるところであり，講演会々場においても質問した医師がいましたが，元検察官のパネリストは「身体・生命に重大な影響（つまり病状や副作用等）を与える治療については事前に十分な説明が必要であること，これらの説明が不十分な状況下のもとでの同意は，同意自体が無効と解されること」を述べていました。冒頭で医療現場で患者の治療に従事している医師が，医療事故に戦々恐々としていると紹介しましたが，医療事故の全てが逮捕され起訴されて有罪となる訳ではありません。防止できたのに防止しなかったいわゆる法的責任がある場合，つまり「医療過誤」の場合に罪に問われるのであって，つまり避けようと思えば避けられた事故であって，そこに過失が存在しなければならない場合に問われるのです。これは民事訴訟も同様です。前述の通り，刑事事件となって逮捕された事例は過去4件であり，「説明責任をしっかり行い，治療に当たっての注意義務を果たしている」場合には，患者・家族から不信と思われても何等恥じることなく胸を張って状況説明を果たすことです。

第6章 医師および医療機関の務め

28. 講演会での違和感はなぜなのか

1. どこまで医療機関の実態を理解しているか

　医療事故や事件が多発する中で、メディア対策および対応をどうすればよいのかを伝授するセミナーや講演会が最近各地で開催される機会が増えてきました。筆者も仕事柄何度となく足を運んで聴講しました。そこには医療機関のコンサルティングを担当する人や、一般企業のリスクマネジメントを担当する人、広告会社の専門家、弁護士等々さまざまな方が講演していますが、聴講している中で「どうも違うだろう」という疑問が沸いてきて、いつもすっきりしない気持ちで聞き終わることが多かった。自分なりに分析してみると、一般企業の手法を中心に説明していること、逆に医療機関の特性・歴史的な背景をよく理解しないままに講演しているからではないかと思いました。今まで講演を何度となく聴講して

きて，この方の講演は聞くに値するという講演者は一人もいませんでした。それは前述のように，医療機関の実態を知り尽くした人がいないからです。ただし一つ云えることは，講演の中に「メディアトレーニング」を入れている講演がありましたら，ぜひ参加することをお勧めします。メディアトレーニングとは事故や事件が発生した際に報道記者が押し寄せた時に，記者会見を開かざるを得ない状況となった場合を想定してのトレーニングであり，普段なかなか経験することができないからです。別途，「メディアトレーニング」のみを受けるとなると，費用もかかるし，一度でもトレーニングを受けていれば体験が生かせるからです。

2．報道記者を崇め奉る傾向

前項で「どうも違うだろう」という疑問が沸いてきて，いつもすっきりしないということを書きましたが，違和感を覚えることの理由をよく考えてみると，広報に関する講習会や勉強会を主催する団体が報道機関や報道記者を崇め奉る傾向にあるように感じるのです。勿論，一般企業はマスコミを利用して商品開発の記事を掲載してもらいたくマスコミを積極的に活用することが業務の一部となっているでしょうが，医療機関は特に極一部の施設を除けば日頃から積極的にマスコミを利用することはまずありません。一般企業を対象としたメディア学習会等に参加すると，講師として招聘された報道

機関の編集長や編集委員，論説委員，現役記者などから聞かれる話として，メディアとの対応方法，メディアから見た理想とする広報担当者，広報の基本的なメディア対応，望まれる広報担当とは等々であり，「マスコミに受ける広報担当はこうである。」といった内容が必ず盛り込まれています。要するに「マスコミに気に入られる広報はどうあるべきか。」という話になるのです。商品を宣伝してもらう一方，悪く記事を書かれないように日頃から記者と付き合うという一般企業にとって，報道記者を崇め奉る傾向があるとしても，医療機関に身を置く筆者には「そこまでやるか。」という気持ちになるのです。実際，従業員数百名程度の企業でも独立した広報課を設置し，積極的な広報活動を展開している企業がたくさんあることを知って，業種が変わればここまで変わるんだと思いました。マスコミに売り込むために，マスコミ受けするようなチラシやキャッチコピーを専門家を雇って創るなどと聞くと，医療機関もいずれこのようなことをやらなければならない時期が来るのだろうかと考えてしまいます。

3．医療機関としてのメディア対応

　ここ数年は「健康」と「医療」に社会的関心が非常に多く集まることから，テレビや新聞，雑誌まで連日取り上げています。先日も，某大手新聞社の医療情報担当の記者に取材で伺った際に，横浜市大病院の患者取り違え事故以来，医療関

連の記事に対し社会的関心が高いことから，最近では朝刊のスペースを以前に比べて倍割いているとの話を聞きました。そういう意味においてどの新聞も家庭欄を充実させるべく力を入れているそうです。また，テレビでも健康に関する番組も数多くあり，それなりの視聴率を上げているとのこと。医療番組にも医師が直接出演し，病気や治療に関してアドバイスするなどテレビでも数多く医療に関する事柄を取り上げることが増えてきました。一方，頻繁に顔出す医師などはタレント化の様相を呈してきて，本職の方は大丈夫なのだろうかと心配したりすることもあります。本当に研究に，診療に多忙な医師はテレビなどに出演などしないと言い切る医師もいます。医療情報の提供が十分なされていない現状，現役の医師が出演し治療や疾病の解説を行うことは喜ばしいことではありますが，最近はバラエティ番組のような企画が多くなり，もう少し真面目な取り組みを紹介する企画を望むのは無理な話でしょうか。特に民放の場合は必ず視聴率が大きく影響することから医療番組もバラエティ番組化することは無理からぬ話といえます。

4．テレビのもつ影響力

　以前，筆者の勤務する病院で渡米して心臓移植するしかない少女が，病室から渡米費用の募金を呼びかけるという企画があり実際生中継を行ないましたが，その結果中継の傍らか

ら募金に共鳴する視聴者からの募金があり，2日間で1億円以上の募金が全国から寄せられたという話を番組のデレクターから聞きました。この話を聞いて，テレビの影響力というものの大きさを実感しました。逆にいえば，医療事故などで報道された場合の影響力というものが計り知れないものであるということです。医療事故はどうしても起こるものですが，万一起きた場合，報道機関が押し寄せ取材されたり，記者会見するような事態となったときはテレビを視聴している国民が全国に数千万人いるということを意識して，誠実な対応を心掛けることです。テレビは「ありのままの姿」を映すと言われ，よく引き合いに出されるのが，雪印乳業の社長がエレベーター前で記者の質問に対して「私は眠っていないんだよ。」という発言をしたことがそのまま報道され，全国民からひんしゅくを買ってしまったという事実です。

29. 一般市民の意識

1. 溢れる会場

　広報を担当するようになってから，医療に関する，あるいは医療事故に関するセミナーやシンポジウム，公開講座，勉強会等々に積極的に参加し，どのような演者が招かれ，どのような講演を行い，どのような層の聴衆が出席しているのか非常に関心があって機会をみては何回となくこれ迄足を運ん

できました。主なものを挙げてみても，被害者弁護団主催の「医療事故を考える」，「報道記者からみた医療機関」，消費者団体主催の「社会的責任とは何か」，大学主催の「コンプライアンスとは何か」，損保会社主催「リスクマネジメントへの対応」，広報団体の「リスクコミュニケーション」等々です。いずれの会も常に出席者が多数で盛況でしたが，気になるのは市民参加の医療に関する講演会などの出席状況です。医療機関の従事者は「とてもとても忙しくて講演会など行ってる時間などない。」とおっしゃるかもしれませんが，ぜひ一度足を運んでいただきたいものです。老若男女若い世代から高齢の方まで本当に熱心に聴講していることに驚かされます。

2．社会の動きの敏感であれ

どのような状況かと言うと，某大学主催の「医療過誤と刑事事件」というシンポジウムに出席した時には，300人収容の会場に立錐の余地のないくらい定員以上の出席者のもと弁護士，元裁判官，大学法学部教授，現役医師，医療事故被害者などの出席のもと現状と対策を講演，その後の意見交換においては参加した一般市民から質問や意見など活発に発言され，いまさらながら医療の関心度が非常に高いことが知らされた次第です。中には身内や親族を医療事故で亡くした遺族の方もおられ，医療機関との話し合いもままならず，解決に

向けて困難を極める話をしていました。また、消費者団体主催の「社会的責任とは何か」という講演にも、平日の午後でかつ大きなホールにも関わらず、満席に近い参加者でしかも高校生から老人までと幅広い年齢層で、職種も学生、OL、サラリーマン、公務員、学校の先生、会社員と多種多様な方の参加を知り驚きました。このような講演会に参加してみて実感することは、いまや一般市民は政府や自治体に言うべきことは言う一方、自分のことは自分で守るという姿勢が増してきたこと、そして一般企業や医療機関などに目を光らせ、不正な行為を監視するなどして社会をよりよくして行こうという人が増えてきたことです。

3. 選別される医療機関

ここ数年医療界は医療事故の多発により医療に対して不信を招き、信用を失墜してきました。一方、各種団体が医療に多大な関心を持ち、医療の現状、事故が起きた時の対処法、よい医療に巡り会うにはどうしたよいか、医師の選別方法、疾患別ランキング等々のテーマで一般市民を対象にいろんな角度から医療に関するセミナーや講演会を開催しています。この現状を医療従事者はご存知でしょうか。これらの各種講演会にも出席して情報収集している医療従事者もいるかと思われますが、大多数の方は一般市民向けの講演会と思って参加する気すらないと思われます。しかし実際は、前述のよう

にこのような講演会は定期的に開催され、しかも多数の方が参加している事実を認識することです。人はこの世に生まれて死ぬ迄一生病院の世話にならないということは絶対考えられません。そして医療事故も他人事のように考えられず明日は我が身と思っている人も増えてきたこと、自分自身が病気に患った時にどのような医療機関を受診すればよいか真剣に考えている方がたくさんいることをこれらの講演会から伺えました。

4．医療機関としての取組み

　何回か参加しているうちに参加者の話を伺える機会があり参加理由を聞いてみると、やはり身内や親族に病気や怪我で病院で不本意な治療により亡くなったとか、入院中の医師の対応に納得がいかなかったとかで医療に何等かの不信を抱いて医療の実態を知りたくて参加したということでした。また、医療に関する情報を知る手立てとして高齢の方からインターネットを検索するとか、医師の講演会などで医学知識を得たり、医学雑誌から医学情報を収集しているとのことでした。講演会の講演者、特に医療ジャーナリストと呼ばれる人や医療事故担当の報道記者、医療評論家の中には、具体的な事例や固有名称を挙げて「ひどい病院」とか「悪質な病院」とか「金儲け主義の病院」とか言って、辛らつに非難するような講演をする人もいます。医療機関の中には組織ぐるみで

非難される医療行為をやっているところもありますが、そのような医療機関は極一部と思われます。一人あるいは数人の医師によって引き起こされた医療事故も、外部からみれば「○○病院で起きた事故」ということになり、結果的にその病院の他科の診療にも影響を及ぼすことになります。医療行為そのものが危険な行為であることを医師自身が自覚する必要があります。そして、患者、一般市民が医療従事者が考えている以上に勉強していることを十分認識して、日々の診療に取り組まなければなりません。決して医学に素人だからと言って、手抜き診療やごまかし診療を行ってはなりません。そしてより一層技量に磨きをかけ、信頼される医師となるべく研鑽することです。

30. 職員の不祥事と逮捕

1．頻発する不祥事

最近は医療事故に限らず、セクハラ、業務上横領、背信行為などなど医療機関の職員の不祥事が多くなってきました。公務員の場合には公務員法の規程があり、収賄等の行為については厳しく罰せられますが、民間企業の場合においては業者との癒着も大目にみられ、勤務先に多大な被害を及ぼさない限り何等罰せられることもありませんでした。しかし、医療経営がますます厳しくなってくる状況において、何事も大

第6章 医師および医療機関の務め

目にみることも許されない環境となってきました。特に，バブルの時代を経験してきた中高年層にとっては，時代の流れの変化に対応できない方もおり，相変わらず「オレ流」に固執している職員も見受けられます。規制に守られてきた医療界も規制緩和の波を受けて，競争社会に突入しサバイバル時代に入りました。このような時代を生き延びるには，職員全員意識改革に努め患者に選択される医療機関をめざし知恵を出し合い，一丸となって取り組まなければなりません。職員の士気を高めるためにも，不祥事を起こす職員に対しては厳しい罰則を適用することは勿論のこと，職員に対しても不祥事に対して社会が許さないという環境にあること，そして刑罰の対象となり得ることを肝に銘じさせるべきです。

医療機関に従事する職員にとって通常の業務を行っている限り，大多数の職員はあまり刑法と縁がなく無事定年まで勤め，刑罰を受けることはよもや考えもしませんでした。しかし，規制緩和の影響，マイナス診療報酬改正，患者による医療機関の選別等々で従来の考え方では生き延びることが困難な時代となってきました。多少の不祥事についても，院内規定で甘い処分で対処してきましたが，厳しい環境のもとにおいて従来のやり方では社会はもとより職場においても納得させることが難しい状況となってきたことを察知する必要があります。そして，これからは不祥事を起こした場合には，刑罰をうけること，院内懲罰規定の適用を受けて処分されるこ

とを覚悟することです。

2．罪の意識が薄い医療従事者

　社会の厳しい経済環境のもと，リストラや早期退職を勧告され就職活動を余技なく行っている会社員も大勢います。至る所落書きされ人通りはなく市街はさびれる一方，大人の万引きも多いといいます。医療機関従事者は好不景気に影響を受けない業種と言われてきたのは一昔前のことであり，経済の波に揉まれいまや一般企業なみの経営を求められています。「安心・安全な患者中心の医療」をモットーに血のにじむ努力をしている医療機関も多いと思われる中，不祥事はどうしても発生します。先代の部長からやっていたとか，たまたま金銭を自由に扱う部署の担当になったとかで，もともと罪を犯しているという意識の薄さもあり，不祥事に発展する場合もあります。以前聞いた話のいくつかを紹介すると，某医療機関の経理担当者が機器購入に際して複数の業者から相見積りをとり，業者と癒着して購入価格にマージンを上乗せして，後日マージンをピンはねしていたという事件が発覚しました。また入退院担当の職員が入院時保証金を着服し，数年後監査の時に発覚し大騒ぎになったという事件も聞いています。後日談では，前半の経理担当者は降格処分に処せられその後退職，後半の入退院担当の職員は着服した金額を親が全額返済後退職し，警察への告訴を免れたということでした。

3．告訴と被害届

　前述の不祥事の例はいずれも刑事事件となり得る事例であり，医療機関が警察に告訴すれば当然，罰せられる行為です。2例とも本人の反省もあり，将来のことも考慮して警察には告訴しなかったということですが，いい大人がこのような行為を行って決して発覚しないと思わなかったのでしょうか。仮に発覚したら刑罰を受けることは考えなかったのでしょうか。不祥事に対する警察への告訴を受けて捜査を開始しますが，そもそも「告訴」とは被害者（又は法定代理人）が捜査機関に対して犯罪の被害を報告して処罰を求める意思表示であり，告訴を受理した警察は必ず事件を送検（検察庁に送る）しなければならないことになっています。悪質な場合には逮捕され，起訴され被告人として処罰させられることになります。反省の念が伺え告訴によらず被害届で済ませる場合があります。被害届とは告訴と基本的には同じですが，当事者同士の話し合いで決着をつけば送検しないで済むという点が告訴と違うところです。

4．不祥事を起こした職員の厳しい処分

　前述のような事件は我々の身近にも最近は耳にすることが多い。筆者の知り合いにも厚生労働省の科学研究費の不正使用に加担したことが発覚し，返還を求められ院内の懲罰委員会に諮られ，その結果管理職から平職員へ降格させられたと

いう出来事がありました。この職員は1年後に定年退職を待つのみという時期の発覚であり、処分が決定するまでの間にやつれ果てとても可哀相だったのを今でも思い浮かべます。退職後の人生設計に誤算が生じたのではないでしょうか。今の厳しい時代に年齢的にも辞めるに辞められない状況のもと、現職場に思い留まる気持ちは、さぞいくばくなものか計り知れません。今の時代、人生死ぬまで何が起こるかわからないからこそ、胸を張って仕事に真摯に取り組む姿勢が必要なのかもしれません。

【関係条文】
・刑事訴訟法第230条（告訴権者）
　犯罪により害を被った者は、告訴をすることができる。
・刑事訴訟法第231条（同前）
　①被害者の法定代理人は、独立して告訴をすることができる。
・刑事訴訟法第237条（告訴の取消し）
　①告訴は、公訴の提起があるまでこれを取り消すことができる。
　②告訴の取消しをした者は、更に告訴することができない。

第6章 医師および医療機関の務め

31. コンプライアンスとCSR

1．求められる法律的思考

　長引く日本経済のデフレ不況，容赦ない医療界への規制緩和の波，一部負担金の引き上げなど明るいきざしが一向に見えない状況となっています。医療機関にも深刻な影響を及ぼしており，倒産するところや厳しい経営を迫られているところも年々増加しています。当然，窓口においてもその厳しさが感じられます。再来患者の減少，納得づくでしか支払わない患者，診療明細を求める患者の増加等々，対応する担当者も毎日緊張の連続で気の休まる日がないと言ってもいいくらいです。患者対応も先輩や上司から教え請う経験や知識で十分であったのは昔のことであり，この手法が通用すると思っている医事職員は今はいません。ビジネス社会が外国資本の国内進出や外資と日本企業の提携などグローバル化して，従来の商習慣では通用しない，国際社会で対抗できるリーガルマインドが求められる時代に突入してきました。医療の世界もいずれビジネス社会同様の構図となるでしょうが，今の医療界に求められているのはコンプライアンス（法令遵守）ではないでしょうか。毎日のように報じられる医療事故関連の記事においても，ルールに反した医療行為が叫ばれ，いかにコンプライアンスが求められているのかがわかります。社会の動きや環境の変化に対応したコンプライアンスの自覚の有

無が社会から評価される一つとなるでしょう。その為にも法律的思考が窓口における重要な心得になるのです。

2．コンプライアンスとは？

　最近，目にする言葉に「コンプライアンス」という言葉があります。この言葉は本来「要求・命令などに従うこと，応諾，承諾，服従」という意味です。医療用語としては，患者が医師から処方された薬をどの程度指示通り服用しているか医療従事者の指示に患者が従う行動の程度」の意味で用いられています。経営・経済用語としては法令遵守と訳され法令やルールを厳格に遵守するだけでなく，社会規範をも全うすることを意味しています。日本においては1990年代のバブル崩壊後の企業による不祥事が続発し表面化して法令遵守が企業の存亡にかかわる重要課題と認識されるようになってきました。医療界においても相次ぐ医療事故などの不祥事により法令遵守が叫ばれてくるようになりました。しかし，具体的に何をなすべきか判りにくいことから，エイベックス社ではコンプライアンス・ポリシーを「インチキするな」「嘘をつくな」等々のわかりやすいかつシンプルな表現で示して注目を集めています。結局，コンプライアンスとは，嘘をつくな，ごまかすな，隠すなに尽きると言い切る弁護士もいます。

第6章　医師および医療機関の務め

3．知らなかったでは済まされない

　ご存知のように，わが国は法治国家であり医療に関する法律だけでも50～60あると言われています。当然，医師及び医療機関の医療行為にも法律によって規制されることになります。特に医師は患者の身体を切開したり，劇薬を服用させたりして一般の人が行なえば傷害罪に問われる行為を診療の場において行なっており，そのような行為を行なっても傷害罪に問われないのは，患者の承諾のもと，治療目的の医療行為であることの条件で実施していることが適法と承認されているためです。したがって，この要件の一つでも欠ければ罪に問われることになります。ゆえに，法律に則った医療行為が求められるのであり，法律に則った医療行為であるからこそ患者から信頼されるのです。医療行為を行う医師が法律を知らなくて医療事故を起こした時に法律を知らなかったでは済まされないし，患者も浮かばれません。このことは医師のみならず医療従事者全員に言えることです。保険診療には保険診療のルールがあり，そのルールに則って医療行為が行なわれるのです。そのルールを無視したり，知らなかったと言って勝手に行なっては医療制度そのものが崩壊しかねないのです。刑法は「法の不知は宥恕（ゆうじょ）せず」（刑法第38条第3項）として，法の不知であっても処罰する旨を規定していることを肝に銘じることです。

4．社会的責任を果たす

　ここ数年前から，「コンプライアンス」とは別に「CSR」という略語を耳にする機会が多くなりました。CSRとは「Corporate Social Responsibility」の略で，「企業の社会的責任」と訳されており，意味としては「企業活動のプロセスに社会的公正や倫理性，環境への配慮，社会貢献活動などを組み込み，ステイクホルダー（株主，従業員，消費者・顧客，環境，コミュニティ）に対しアカウンタビリティ（説明責任）を果たしていくこと」（一橋大学大学院谷本教授）と言われ，現在一般企業が最も力を入れ取り組んでいます。最近はCSRブームで乗り遅れるなとばかりに多くの企業が関心を示しています。医療機関も決して一般企業の経済活動と切り離して医療経営を行うことは困難なことであり，このCSRは医療機関にとっても相次ぐ不祥事の発生で国民に不信感を抱かせている現在，信頼を取り戻す為にも積極的に取り組むことが求められます。それではどのような取り組みを行ったらよいのかというと，まず内部的にはCSR担当部署の設置，内部通報制度，医療従事者の安全で働きやすい環境の確保などの推進，外部的には隠蔽体質のない情報開示，質の高い医療の提供，公開健康講座の開催などの積極的な社会貢献活動，法令遵守などがあります。医療を見つめる国民の目，医療を取り巻く環境がますます厳しくなる一方，信頼を勝ち得るためにも社会とコミュニケーションを図り，時流に乗った対応

【関係条文】
・刑法第38条（故意）
　3　法律を知らなかったとしても。そのことによって，罪を犯す意思がなかったとすることはできない。ただし，情状により，その刑を軽減することができる。

32. 新たなビジネスモデル

1. 医療を見つめる国民の目

　平成20年の秋に東京都内で2件の「妊婦のたらい回し事件」が発生し，救急医療のあり方に問題を投げかけました。全国よりも医療機関が集中している東京都での出来事であったことからなお更大きな波紋となったのです。年々自分の診療内容についてちょっとでも気になる患者も増加しており，診察にかける時間も以前より長くなってきており，診療時間を超過することもしばしば発生しています。とにかく，納得づくで十分説明を聞くまで席を立たない患者も多くなってきました。検査にしてもちょっと気を抜くようなしぐさでもすると，文句を言う患者もいます。必死で対応しているにもかかわらずです。そのために職員の心身の疲弊が問題となってきています。今日の医療を見つめるマスコミ，国民は，少し

異常すぎると思うのであります。そこに輪をかけるように、医療紛争が更に増加の傾向が窺える状況となってきました。

2．司法試験合格者の増加と現状

　司法制度改革の流れで、1960年代から年間500名前後だった司法試験合格者数が、90年代に入り増加。99年には1,000名、2004年には1,400名、2006年には1,500名、2007年には2,099名、2008年には2,209名が合格しています。2009年には2,500〜2,900名、2010年には3,000名の合格者数に達し、以降この合格者数で推移するものと思われます。一方、司法試験の合格者数に比例して弁護士数も急増しています。20年前には13,000人程度であったものが、2004年には20,000人超え、2008年3月末現在で25,062人に達し、2010年いこう毎年3,000人の弁護士が輩出されるものとして算出したシミュレーションでは2018年には50,000人を、2027年には70,000人を超える予測となっています。今でも新人弁護士の就職状況が厳しいといわれ、弁護士事務所に勤務することができず、経験もなく自宅で開業を余儀なくされるケースも増えてきています。

3．医療に参入する弁護士の増加

　最近、電車の車内つり広告で「多重債務でお悩みの方へ」とか「借金整理無料法律相談」などの広告を目にするようになりました。しかも出稿先をみると、「○○法律事務所」と

第6章 医師および医療機関の務め

いった法律事務所です。このような広告は，昔はほとんど見ることが少なかった。裏を返すと弁護士事務所によっては，背に腹は返らないということで，本来なら請けない些細な仕事でもやらないと生活が大変な状況を意味しているのではないかと思うのです。このような法律事務所がここ最近，医療事故問題にも着手するケースが目立ってきました，いわゆる「新しいビジネスモデル」となってきているという話です。

　本来なら，医療紛争において患者や遺族から相談を受けた弁護士は，調査受任といって，医療側にミスがあって，法的責任（損害賠償責任）を追求可能かどうかの調査を受任し，患者や遺族の言い分が本当なのかどうか専門的な医学知識も必要とすることから法的責任を問えるかどうかの調査を行って入念な準備を行い訴訟提起することになります。その調査受任においても，カルテの証拠保全はもとより，医療側に説明を求めるなど入念な調査を行って判断しますが，最近の「新しいビジネスモデル」タイプの弁護士は，患者や遺族の一方的な相談だけで医療機関側の説明を求めることなく，「損害賠償金〇〇円を〇月〇日迄支払え」という書面を送りつけるケースが増えてきています。これらの弁護士側には裏で数万円の手数料を払ってアルバイト医師が手伝っているらしい。今後弁護士が増加することにより，このようなやり口で医療機関側に損害賠償を求めるケースも増加するものと思われます。

4．医療機関の取り組み

　前項の「新しいビジネスモデル」タイプの弁護士の出現により，損害賠償金を突きつけられた医療機関でも無視できないことから，交渉を弁護士に依頼することになりますが，この費用も決してばかにならないのです。一般的な費用として1件当たり30～50万円が相場となっており，ましてや，訴訟となった場合には，別途訴訟着手金として数十万円～数百万円の費用も発生し，長期化すれば更に費用負担が増えることになります。複数件ともなると，このご時世医療機関側にとっては決して少なくない出費なのです。無視することも可能ではありますが，弁護士を立てて請求書を送付してくるからには，医療機関側としても弁護士を立てて対応することが無難ということで依頼することになるのです。アメリカの諺に「ambulance chaser」というのがある。日本語に訳すると「救急車を追いかける人」という。これは，アメリカでは救急車が走っている後に弁護士がついてくるという，その理由として事故現場には加害者がいて被害者もおり，商売になるというジョークだそうです。実際，このような光景はないという話ですが，日本でも近未来同じようなジョークを言われる日があることでしょう。

【調査受任】
　弁護士は訴えの相談を受けても，すぐ訴訟の提起を受任す

第6章 医師および医療機関の務め

るわけではありません。医療側にミスがあって，法的責任（損害賠償責任）を追求可能かどうかの調査を受任し，患者や遺族の言い分が本当なのかどうか専門的な医学知識も必要とすることから法的責任を問えるかどうかの調査を行って入念な準備を行い訴訟提起することになります。この事前調査のことを調査受任といいます。調査の結果，医療機関側に法的責任を追及できないという判断に至ればそこで終了となります。

【参考文献】
・「よくわかる医療訴訟」(2007年10月)　井上清成著　毎日コミュニケーションズ発行

第7章

医療の原点

33. 医学教育と製造物責任

1．現在の医学教育を知る

　一向に減らない医療事故や医師の不祥事を見るにつけ，何でこんなに起きるのか，現在の医学教育のあり方に問題があるのか，それら全部ひっくるめた大きな問題であるのか，どこに問題があるのか首を傾げたくなります。厚生労働省もやっと，遅まきながら重い腰を挙げ始め，医師の養成，医学教育等のあり方に本腰を入れ始めました。しかし，いずれの改革も十分な時間を要し，早急に制度が改まるとは思えません。今の医学教育を近くで見ていると，本当にこれだけの内容を6年間で習得できるのか疑問に思うのです。現在の医学部教育について関心があれば，ちょっとカリキュラムを見ていただきたい。ほほどこの医学部も同様で，ぎっしりゆとりのないくらい講義や実習が詰め込まれている実態が理解でき

るでしょう。6年間で人体の構造から解剖から各臓器の機能や疾病，それに対する治療法，疾患に対する検査，薬剤の効能や副作用等々習得すべくカリキュラムが組み込まれています。しかも，最も遊びたい世代の時期にゆとりのない，詰め込み教育で国家試験に向けてがむしゃらに勉学に勤しむのです。高校在籍期間に寝るのを惜しんで受験勉強し，やっとの思いで難関を突破し，高額な入学金を支払って医学部に入学する訳で，親の期待も相当大きく，意に反して入学した後に医師以外の進路変更しようものなら真っ先に親が許さない家庭もおり，医師不適応の学生も年に数名はどの医科大学，医学部にもいます。ゆえに，医師不適応と思われる学生に対しても，医学教育を行わなければならないところに問題があります。その結果，進路決定誤りで一生を棒に振るか，何年も留年生活を送り結局卒業できないまま中退する学生もいるのです。

2．なぜ医学教育だけ？

　医師免許制度のあり方が議論される中で筆者が疑問に感じるのは，医学部教育6年間で本当に人体の全てに亘る知識を学習する必要があるのかどうかということです。20歳代以上のほとんどの方が自動車運転免許を所有していると思われますが，自動車免許には大きく分けて自動二輪，普通，大型とクラス別に分かれています。これは，所有する免許証によっ

て運転する車種が限定され，限定以外の車種を運転するには別途免許を所有することとなっています。しかも，定期的な免許更新があり，一定の要件を満たさない場合には免許証を交付しない扱いとなっています。このような取扱いは船舶や飛行機も同様です。特に，飛行機の場合には飛行時間が一定の時間数を超えない限り上級クラスの飛行機を操縦できないシステムとなっています。ジャンボジェット機ともなると搭乗定員が500名以上ともなり，それなりに操縦技術や操縦資質が求められるからです。翻って医師の場合はどうかというと，一度国家試験に合格すれば，更新することなく一生医業ができる仕組みとなっています。したがって，日頃から自己研鑽して医療技術の向上を求めている医師でも，全く学習意欲のない医師でもどの診療科であっても，医師本人が医業を廃業しない限り90歳でも100歳でも続けられるのです。現に高齢であっても開業している方はたくさんおり，地域住民の信頼を得ている医師も多くいます。しかし，医業に従事する医師が更新もなしに本当に問題ないのでしょうか。タクシー業界では，現在現役運転手として70歳定年制を採っているとのこと。筆者も一度高齢の個人タクシーを利用した経験がありますが，道路が混雑している訳でもないのに制限速度を遵守して運転することは感心しましたが，交通の流れに乗らずに通常以上の時間を要して目的地に到着し，待ち合わせ時間に遅れそうになりイライラしたことを覚えています。

3．医学教育の見直しの必要性

　筆者も長年大学の医学部で教務事務に従事してきたことがあり，学生の気質等を直に見てきましたが，10年前と現在の学生の学力低下が実感として肌で感じてきました。このような話を大学教員に話すとやはり同様の返事が返ってきます。昔の学生と今の学生を比べても幼稚化が伺えるのです。このような学生相手に講義する教員の苦労が忍ばれます。そこにもってきて，やれ解剖学だ，生理学だ，病理学だ，等々詰め込み教育を行ったとしても消化不良を起こす学生がいても決して不思議なことではないのです。医師免許制度と含めて検討しなければならないことではありますが，根本的な医学教育のあり方を見直す時期に来ているのではないかと思うのです。卒後臨床研修医制度の改革が数年前に実施されましたが，すっかりサラリーマン化した勤務体制と割り切っている研修医が多いことで嘆いている医局長もいました。医は仁術，赤ひげ医者など医師の献身的な施術を褒め称える言葉もたくさんありますが，今の社会には無縁な，空虚な言葉としか映りません。あえて批判されることを覚悟で云えば，入学1年目は一般教養と医師としての心がまえを十二分に学習し，2年目～3年目で基礎医学を学習，4年目で全診療科をローテーションし将来の志望する診療科を決定，5年目～6年目で志望する診療科に必要な技術と救命蘇生の習得を行う。したがって卒後臨床研修医制度も手直しして専門とする

診療科と内科一般,救命蘇生の習得を中心に内容を構成,研修医終了後3年程度は2級医師と認定し,指導医のもと医療行為を限定し,1級試験に合格した医師のみに専門医としての称号を授与する。他の診療も担当する場合にはその診療の知識,技術習得を修めた後,試験を実施し合格した医師に当該診療の免許を交付するといった制度はいかがでしょうか。今の開業医の看板を見ても何が専門なのか診療科をいくつも羅列しており,本当の得意とする専門分野がわかりづらい場合が多くあります。「ミスは起きる」「人間はもともと間違いを起こす動物である」といわれても,その被害者だけにはなりたくないものです。極論ではありますが,思い切った抜本的な医療改革を実施しないことには,国民の納得を得られないばかりか,訴訟も減らないものと思われます。

4. 医学教育の実態

　連日報じられる医療事故の話を聞くにつけ医師個人の問題もさることながら,医師を養成する医学部教育のあり方にも問題があると思われるのです。筆者の勤務する施設も医学部を有しており,数年間教務事務に従事していた経験があることから医学部教育の一旦を垣間見ることができました。一言で言うなら「技術偏重教育」「医師国家試験合格第一主義」という印象を受けました。最終的には「医師国家試験」制度が改まらない限り,医学部教育のカリキュラムも大幅に変ら

ないものと思います。昨今の医療事故を思うにつけ，医師としての素養・教養・自覚を植えつけさせる教育が求められるのですが，何処まで本腰を入れて取り組む医科大学があるのでしょうか。医学生も親も最終的には医学部卒業と同時に医師国家試験合格・医師免許という切符を手に入れることを最大の目標としており，その他を望むような気配はあまり感じられません。どこの医科大学でも医師国家試験の合格発表に一喜一憂し，合格率を高める為にあの手この手を講じて予備校まがいのことまでして力を入れています。なぜこのようなことまでして合格率を高めたいかというと，翌年以降の学生募集にも影響があるし，低いランキングでは社会的評価も低くなるからです。そのためにどこの大学でも6年生の早い時期から国家試験対策に力を入れ，それが国家試験前日まで連日続けられます。その間，講義や実習も一切行われず受験勉強にひたすら打ち込むのです。

5．医の倫理

医学部教育のカリキュラムを見ると，全国の医科大学どこも同じような構成となっているのに気づきます。若干違うところは1年次から専門科目を入れるか入れないかの違いです。一般教養科目にしても，一般大学の科目数に比べたら絶対的に少ないし，選択科目すら選ぶ余地がないくらい少ない。ましてや，医師としてあるいは卒業後，保険医として働

く際に必要な「医の倫理」や「医療関連法規（刑法・民法・医師法・医療法・健康保険法等）」「療養担当規則」などはほんの数時間程度の講義枠しかない状況で、ひどい時は他の行事で休講となってもそのまま復活しない大学もあるという話も聞きます。しかも、これらの講義は医学生にとって本当は大事な講義にもかかわらず、逆に退屈な講義と写るようで身を入れて真剣に講義を受けている学生は皆無と言ってもいいくらいです。学生が能動的な姿勢を示すのが、解剖実習やその他の臨床実習を受ける時です。本来なら、入学時から医師としての自覚を持たせ、社会と医療・医師を取り巻く環境を教え、患者の痛みを理解できるあるいは患者の話を聞ける医師に育てることに力を注がねばならないと思うのですが、どうもそこまで実践している医科大学及び医学部は少ないようです。

6．医学教育と製造物責任

　連日報じられる医療事故のニュースを聞いて、勿論組織のあり方や医局体制、管理者の医療への取り組み方などに問題があると思われますが、筆者はその発端は医学部教育にあると思うのです。前述のように、入学から卒業までゆとりのないカリキュラムを組み、詰め込み式の教育で人体の全組織・構造について学び、全診療科を院内実習し、それが終了すると院外実習で数箇所まわって、やっと終了したと思ったら国

家試験対策で夜遅くまで勉強しなければならない現状で，医の倫理など学んでも記憶に残ることなど全くないと思われます。筆者も実習でまわっている6年生に質問したことがあります。「療養担当規則って学んだことがある？」と聞いたら，「言葉として記憶があるが，何のことか知らない」という返事でした。この学生は言葉として知っているだけまだましと言えるかも知れません。将来，医師養成を担っている医科大学および医学部に欠陥のある医師を製造したとして製造物責任の損害賠償を求める患者（医療消費者）が現れることも予想されます。

7．医師としての自覚

　製造物責任を問われかねない事態になるかもしれないとは「大袈裟な」と思われる読者諸賢もいるかと思われますが，多発する医療事故が連日報じられていることから，本当に医学部教育が問われる時期が来るかもしれません。今，医師に何が求められているのか，今，医師として何をしなければならなのか真剣に考える時期が来ているものと思われます。医師のあり方が今ほど問われている時代はありません。医師と患者は対等の立場とは言うものの，専門的な知識では全く敵いません。「手術台の上に乗ればまな板の鯉」であり，何時の時代でも「患者は弱者」なのです。だからこそ，労わりと思いやりのある医師でいてほしいし，日頃から腕を磨いてほ

しいのです。人間生まれたからには何時かは死ぬ。死に方は選べないが，医療機関に収容されたら，せめて悔いのない治療を施してもらい，納得のいく死を迎えたいと思うのです。入院した病院で「殺された」とか「人体実験にさせられた」と思われるような気持ちが残るようでは，遺族の気持ちは癒されるどころか，益々憎悪が増してくるのです。

34. 医の心

1. 忘れ去られている医の心

最近，榊原仟著「医の心」（中央公論社発行）を購読しました。本著は昭和47年6月に毎日新聞社より発刊されたものに，昭和54年9月に著者死去後追悼文集を加えられたものです。したがって，執筆後すでに30年以上経過していますが，この本の内容をみて驚いたことは，現在医学関係の学会で検討されている「家庭医」の構想がすでに描かれていたことです。本書では，医師のあるべき姿について，5項目述べているので紹介します。

① 世の中に幸せを願わない人はいない

健康について言えば，全く健康であるということは望まないまでも，ある限界の健康さをもっていれば安心し幸せを味わえますが，その健康が失われた状態の不幸を救うのは偉業に携わる医師の務めです。つまり，医師は人間の幸せに関与

第7章 医療の原点

する面が非常に大きいことを悟るべしです。

② 重い病気では，たとえ治っても，正常な状態にはなれない

制限された状態で生活を行い，暮らしていかなければならない患者にとって，非常に苦痛なことです。その苦悩を取り払うのには一人の医師だけでできることではない。しかし，精神的負担を少しだけでも軽くしてあげなければならないのが医師の務めの一つです。

③ 医師という職業は悩みの多い職業である

医師となれば，人の「死」という事態に直面することになるでしょう。必死で助けようと努力したにも関わらず，不幸にも死亡した時の悲しみや落胆は味わった経験のある者にしかわかりません。患者の死に遭遇して号泣するような心の持主でないと，りっぱな医師にはなれないのです。

④ 医師は常に謙虚でなくてはならない

病気がよくなったといっても，その多くが完全に健康な状態に戻ったというのとは違います。薬剤1錠にあっても体にとっては異物であり，副作用もあります。だから逆に効くのであって，生体に害を与えないような薬なら服用する必要がありません。必要があって服用する以上は効果をあげるためにやむをえないと判断しているのであるから，よくよく考えて本当にその行為が必要なものかどうか考えて行うのが当然です。

⑤ 医療は必要な最小限度にとどめることが要である

医師の役目は患者の自然治癒を助けることにあります。医師がやっていることは、例えば、自力で下りかけた車を後ろからちょっと押してやったり、坂にころがっている石を取り除いて下りやすくしてやる程度のことであるといってもよいのです。医師の力で治した訳ではけっしてないことを悟るべしです。

2．医師の務めと病気

　著書の中で「病気というのは、正常な状態から体や精神の状態が逸脱し、そのために生命の危険があったり、精神的・肉体的な苦痛があったりすることです。」と説明し、医療の目標は逸脱した状態を正常に戻し、苦痛を和らげ生命の危険を回避することであると述べています。手術を施行しその結果、死に追いやってしまった場合など「手術をしなければよかったのに」と言われることがありますが、非難することは簡単ですし、手術を施行しなかったらまだもう少し生きていられたかもしれません。しかし、手術することで更に生き延びながらえる可能性もあります。手術を受けないということはその機会を捨てさせることであり、必然的に患者を死に向かわせることになるのです。それゆえ、手術の危険性を侵してまで手術を施行するかしないかの判断によって、患者の運命を左右することになり、その責任は重大ということになります。

3．DOCTORの意味

　平成18年に筆者の勤務する病院に中国医科大学の学生が実習に来ましたが，実習終了近くに日本の医療機関における実習の感想を聴く機会を得ました。その時に非常に関心ある話をしていたので紹介します。それは，英語で医師のことを「DOCTOR」と書きますが，この「DOCTOR」の各文字にはそれぞれ深い意味があるということで，学生独自の解釈をしていたことです。

　まず頭文字のDはDevotion「献身」の意味であるとのこと。中国には「医者父母心」という諺があるといいます。この意味は「医者が患者に対する気持ちは父母が子供に対する気持ちの如く」ということなのです。父母は子供に対して無私の愛を奉げるが，医者で一番重要なことは知識や技術ではなく，Devotionの精神です。

　次の文字OはObligation「責任感」の意味であるとのこと。

　Cの文字はCarefulness「慎重」の意味であるとのこと。

　Tの文字はTruth「真理」の意味であるとのこと。医学が日進月歩の進歩を遂げたとしても，まだまだ治療法さえ確立していない病気があります。病気によってはある程度説明はできても，細胞レベルあるいは遺伝子レベルまでは未知の謎の病気も多いのです。したがって，一生懸命医学の未知の世界を探検し，真理を追究し，医学の発展に自己の津からを発揮することが求められるのです。

Oの文字はOptimism「楽観」の意味であるとのこと。医者の仕事は大変辛いことから，楽観的な人格を持つべきです。楽観的な人格は調味料の役割を果たし，ストレス一杯の日々の生活に味を添え，また患者に対しては病気に打ち勝つ勇気を与えます。

Rの文字はReliability「信頼」の意味であること。医者の発する言葉はどんなに些細なことでも，患者は真実だと受け止めます。

学生個人の「DOCTOR」の個々の文字が持つ意味を紹介してきましたが，言われれば「なる程」と思われるものもありました。和訳した言葉だけをピックアップしても「献身」「責任感」「慎重」「真理」「楽観」「信頼」という言葉は，医師にとって必要な言葉ばかりであると思いました。

4．"医の心"とは

平成18年6月15日に東京地裁において大変興味ある判決が下されているので紹介します。事案は「91歳の老女が都内商店街で速足で歩いてきた27歳の女性と衝突し，転倒し骨折するという大怪我を負った。その結果歩行障害が残り，外出時は車椅子が必要となったことから2,000万円の損害賠償を求めた訴訟で，裁判所は慰謝料など780万円の支払いを命じました。裁判官は「健康な成人は歩行の際，高齢者や幼児，障害者ら弱者に注意を払い，衝突を回避すべき注意義務があ

る」と指摘，そして当時多くの歩行者が往来しているのにもかかわらず若い女性は話しながら漫然と歩き，お年寄りに気づかなかった過失がある。」と判断しました。人間社会において，弱い人間に基準をおかなければならないと実感しました。健常者は障害者に，大人は小人に，若い人は老人に，健康な人は病人に労わらなければならないのです。それは小人を例にとっても然りです。つまり，どんなに頑張っても小人は大人に体力的にも腕力的にも敵わないのであり，老人が若人に，病人は健康な人に敵わないのは当然なのです。だから，弱者に合わせた社会とならなければならないのであり，かつそのような体制を整備することが求められるのです。医療の世界はまさに，その弱者を相手に治療を行う場であり，医療人全員が「労わりの心」を持ち接しなければならないのです。多忙な日々を過ごすうちに弱者を労わる心を忘れ，いつぞや傲慢な態度を示す場合もあります。常に「労わりの心」を持ち続けたいものです。

◇その後の東京高裁の判決

「交差点は混雑し，店を探して立ち止まる人も多かった。二人はゆっくり歩行し，被告が立ち止まろうとしてぶつかった。注意義務違反の過失があったとは認められない」とし，東京高裁において，平成18年10月18日一審の東京地裁判決を取り消し，請求を棄却しました。

【参考文献】
・「医の心」榊原　仟　著　中央公論社（昭和62年2月10日）発行

第8章

付　録

35. 知っておくと使える
マスコミ対応語句集

　医療機関における事故や不祥事に限らず，ここ数年一般企業や学校の不祥事でコメントを求められる場合もよく目にすることが多い。その中で文言を多少修正すれば医療機関でも使用できそうなコメントをいくつかピックアップして紹介します。基本的には，社会や関係者等に対する謝罪を表明し，次に事件や事故に対してどのように対処したのか（するのか），そして今後の対応策（再発防止に務めるとか，厳正に処分するとか）を表明するという内容が一般的となっているようです。特に，業務に関係ない私的な事件については本来なら「ノーコメント」も何等おかしくないですが，組織として「どう考えているのか」を求められているのであり，何等かの簡潔なコメントは表明する必要があると考えるべきです。

以下，取材時に使える語句を列記しましたので，いざという時に参考にして下さい。

事例１．某公社社員がブティックに押入り強盗で逮捕された事件の広報部のコメント

→「当社の社員がこのような事件にかかわり，逮捕されたことは誠に遺憾に思います」

事例２．某新聞社社員が強制わいせつで逮捕された事件で，某新聞社広報部のコメント

→「誠に申し訳ございません。捜査の状況を見て厳正に対処します」

事例３．某テレビ局社員が酒気帯び運転で物損事故を起こした時の広報部のコメント

→「本人は反省していますが，あってはならないことであります。二度とこのようなことがないように，社内教育の徹底を図る所存です」

事例４．某放送局社員が痴漢行為で逮捕された時の広報室のコメント

→「社員が逮捕されたことは誠に遺憾です。司法当局の判断を待って厳正に対処してまいります」

事例５．某金融機関の社員が人妻盗撮で逮捕された時の広報室のコメント

→「取り調べられているのは事実ですが，現段階ではそれ以上の確認はできていないので，当行員だという

こと以上は申し上げられません」

事例6．某テレビ局社員が駅構内で女子高校生のスカートの中を隠し撮りして県迷惑防止条例違反の疑いで書類送検された時の広報室のコメント

→「社員のプライバシーにかかわる問題なので，お話することはありません。すでに適切な対応をとっています」

事例7．某テレビ局記者が放火事件を起こし逮捕された事件の時の広報室のコメント

→「事件は，業務とは関係のない時間に行われたものとはいえ，極めて重大な犯罪であり，誠に遺憾。被害者の方々には申し訳なく，改めておわび申し上げます」

事例8．某国立大学医学部生が休学中に覚せい剤購入したことで，覚せい剤取締法違反容疑で逮捕された時の大学広報室のコメント

→「休学の理由は，プライバシーに関わるので公表できません。覚醒剤のことは，逮捕後，報道機関からの問い合わせで初めて知りました。覚醒剤購入がもし事実であれば，厳正に処分したい」

事例9．某国立大学学生係長が留学生の奨学金700万円を横領・着服したことが発覚した際の学長のコメント

→「国立大学法人の職員としてあってはならない行為で

あり，誠に遺憾で深くおわびします。再発防止を図っていきたい」

事例10．某私立大学に在籍している学生がバイト先の学習塾で塾生を殺害した時の学長のコメント
→「学生が取り返しのつかない事件を起こし，痛恨の極み。ご遺族の皆さんに深くおわびを申し上げ，被害に遭われたお子さんのご冥福を心からお祈りしたい」

事例11．某航空会社勤務の営業本部長が女子中学生に現金を渡し，わいせつ行為をしたとして児童買春・ポルノ処罰法違反の容疑で逮捕された時の広報部のコメント
→「確認している最中ですが，事実なら誠に遺憾。厳正な処置で対応したい」

事例12．某国立大学生がホストクラブのホスト務めの時に，交際中の女性アルバイトに借用書を脅し取ったとして恐喝容疑で逮捕された時の広報部のコメント
→「事実確認した上で，適正な処分をしたい」

事例13．某新聞社の社員が作業のために購読読者の個人情報を自宅に持ち帰り，自宅パソコンからウィニーによって感染，情報流出された時の広報部のコメント
→①「重要な個人情報が流出してしまい申し訳ありません。情報が流出した方々には，おわびするとともに事情を説明すべく連絡を取る作業を続けています。今後こうしたことが起きないよう情報管理を

徹底させます。

→② 「読者の皆さんには大変申し訳なく，深くおわびいたします。今のところ，二次被害は確認されていません。個人情報の徹底を，全社員，関連会社にあらためて指示するとともに，再発防止策を講じていきます。

《紹 介》
大江 和郎（おおえ わろう）
略歴：
1975年 3月 明治大学法学部法律学科卒業，
 同 年 4月 東京女子医科大学庶務課入職
　　　　　　その後，医事課長補佐，看護部課長，学事課長，学長室長を経験
2003年 4月 広報室長（医療事故や取材のメディア対応業務を担当。この間，長島元巨人軍監督やジェンキンスさんの入院した時の広報対応も行う）
2006年 10月 附属成人医学センター事務長

著書：
「アカシア病院物語：パート1～3（3巻）」（医学通信社）
「医事業務と法律知識」（産労総合研究所）
「改訂医療保障」（建帛社）
「よくわかる点数表の解釈上下」（ヘルス・システム研究所）（共著）
現在医学通信社の「月刊保険診療」に「アカシア病院物語」を連載中。

医療事故緊急対応マニュアル

2009年5月20日　第1版第1刷発行

定価はカバーに表示してあります。

著 者　大江　和郎
発行者　平　　盛之

㈱産労総合研究所

発行所　出版部　経営書院

〒102-0093　東京都千代田区平河町2-4-7
清瀬会館

電話　03-3237-1601

印刷・製本　中和印刷㈱

落丁・乱丁本はお取替えいたします。無断転載はご遠慮ください。

ISBN978-4-86326-044-3 C3047